LA REVUE SCIENTIFIQUE ET INDUSTRIELLE DE L'ANNÉE

ANNÉE 1896

Rayons Cathodiques

et

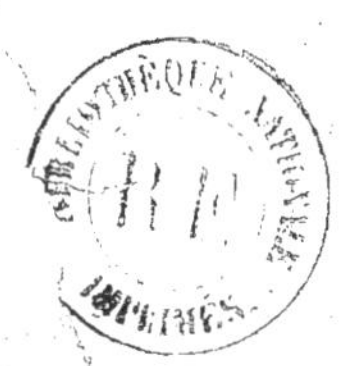

RAYONS X

PAR

J.-L. BRETON

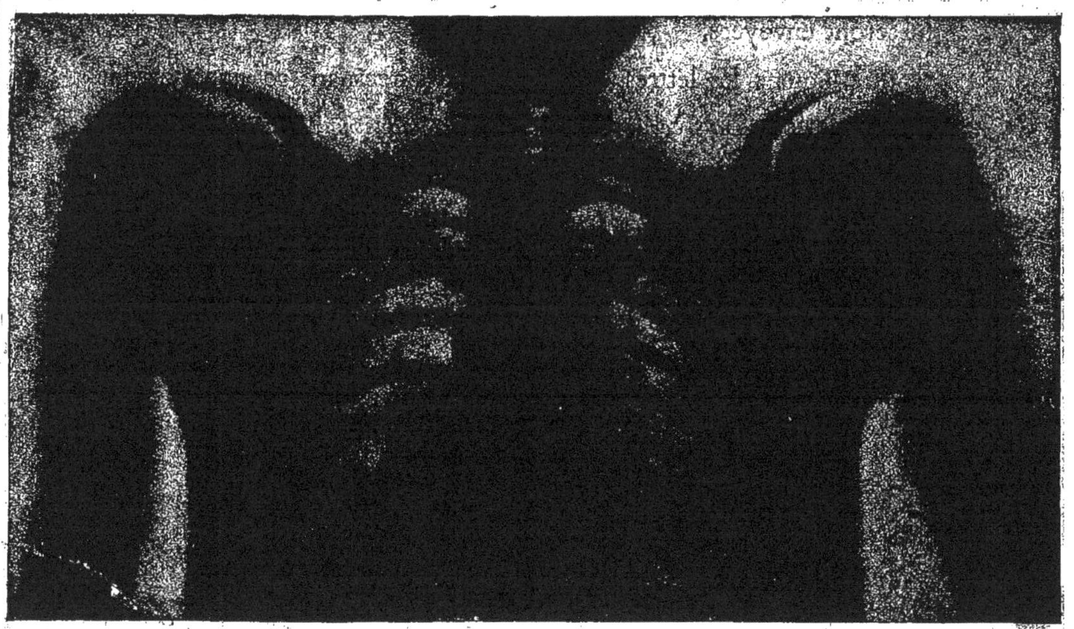

Illustré de 150 figures

LA REVUE SCIENTIFIQUE ET INDUSTRIELLE DE L'ANNÉE
10, Place d'Italie, 10
PARIS

LIBRAIRIE E. BERNARD ET Cie
53 ter, Quai des Grands-Augustins, 53 ter
PARIS

1897

(Prix : 4 Francs)

L'Auteur ayant l'intention de faire un nouvel ouvrage plus complet sur les rayons X lorsque les points encore inconnus ou douteux se seront éclaircis, que les appareils se seront perfectionnés et les applications développées, recevra avec plaisir et utilisera toutes les communications que voudront bien lui faire les personnes qui s'occupent de cette si intéressante question; il tiendra également compte et reproduira dans cet ouvrage les plus jolies radiographies qui lui seront envoyées.

Toutes les lettres et documents concernant ce sujet devront être adressés à *La Revue Scientifique et Industrielle de l'Année*, 10, place d'Italie, Paris.

Rayons Cathodiques

et

RAYONS X

LA REVUE SCIENTIFIQUE ET INDUSTRIELLE DE L'ANNÉE
ANNÉE 1896

Rayons Cathodiques
et
RAYONS X

PAR

J.-L. BRETON

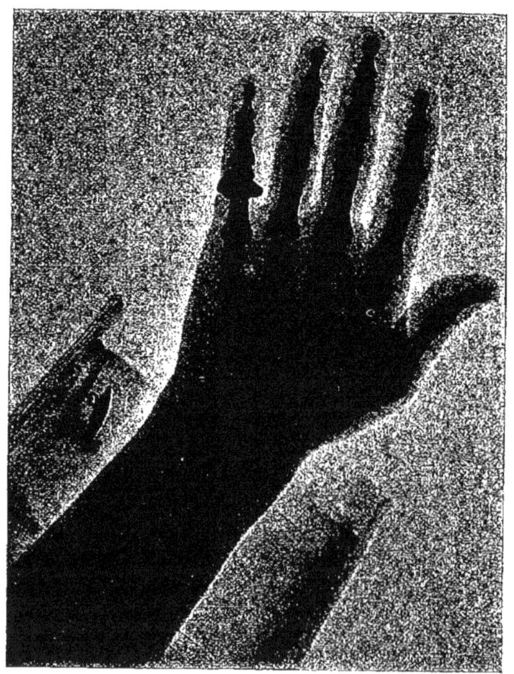

Illustré de 150 figures.

LA REVUE SCIENTIFIQUE ET INDUSTRIELLE DE L'ANNÉE
10, Place d'Italie, 10
PARIS

LIBRAIRIE E. BERNARD ET Cie
53 ter, Quai des Grands-Augustins, 53 ter
PARIS

1897
(Prix : 4 Francs)

PREMIÈRE PARTIE

LES RAYONS X

Ces fameux rayons X, qui ont fait leur apparition au mois de janvier 1896, ont tant fait parler d'eux durant le courant de cette année, ils ont préoccupé tant de monde, depuis les savants les plus célèbres jusqu'aux personnes les plus illettrées, ils ont provoqué tant de paroles, fait couler tant de flots d'encre, ils sont cause de tant de recherches remarquables et intéressantes, comme aussi de tant de suppositions absurdes et grotesques, qu'ils ont bien mérité de servir de début à notre ouvrage.

C'est par centaines que toutes les sociétés savantes, particulièrement l'Académie des sciences, reçurent, principalement pendant les premiers mois de l'année, des communications sur cette passionnante question ; toutes les publications, depuis les journaux scientifiques jusqu'aux quotidiens politiques en passant par les revues littéraires, s'en occupèrent longuement ; les jeux de mots, les chroniques, les revues théâtrales de fin d'année ne manquèrent naturellement pas d'exploiter un sujet si fertile.

Et c'est à peine si cet engouement extraordinaire, que bien peu de découvertes, même des plus remarquables, ont rencontré, commence à se calmer, laissant les seuls savants continuer leurs investigations sur cette question mal connue, encore moins expliquée et qui nous réserve peut-être de bien grandes et nouvelles surprises.

L'extraordinaire retentissement qu'ont eu les expériences du docteur Rœntgen est sans doute dû en partie à ce côté si inattendu, et paraissant pour beaucoup quelque peu mystérieux, qu'elles présentaient : voir et photographier des objets quelconques au travers de corps jusqu'ici réputés comme absolument opaques aux rayons lumineux et chimiques, rendre visible au travers des chairs, pour la plaque sensible d'abord, ensuite pour l'œil humain, le squelette osseux d'un animal ou d'une personne, devait nécessairement surprendre, étonner, intéresser, et cela d'autant plus qu'aucune hypothèse satisfaisante, qu'aucune théorie précise ne pouvait expliquer cet étrange phénomène.

Nous allons donc essayer de faire un exposé précis et à la portée de tous de ces faits remarquables, sans toutefois nous écarter dans des théories difficiles à saisir et qui, d'ailleurs, ne reposent pas encore sur un fondement absolu ; nous ne nous occuperons que des recherches scientifiques : c'est assez dire que nous ne suivrons pas certains ex-savants dans leurs divagations antiscientifiques.

Pour rédiger cette première partie de notre ouvrage, nous avons consulté les nombreuses communications et publications concernant les rayons X et nous avons essayé d'en tirer les choses les plus intéressantes, les moins discutées et surtout celles qui reposent sur des faits précis et des expériences sérieuses ; si nous avons omis certains détails importants, si nous en avons cité d'autres moins intéressants et, ce qui serait plus grave, moins vrais, nous donnons comme excuse la grande difficulté qu'il y a d'extraire la vérité et d'opérer un ri convenable des mille documents qui jaillissent de toutes parts au début d'une découverte scientifique de l'importance de celle qui nous occupe et qui sont entre eux pour la plupart en contradiction absolue.

Il faut, avant de pouvoir faire une œuvre complète, laisser au temps et surtout aux recherches et expériences le soin de consacrer et de développer certains résultats encore obscurs, et de rejeter les autres dus à une erreur d'interprétation ou à une maladresse d'expérimentateur inhabile et voulant, coûte que coûte, donner sa note fausse dans le concert radiographique.

CHAPITRE PREMIER

HISTORIQUE. — La plupart des phénomènes qui résultent du passage d'un courant électrique de haute tension à travers un gaz raréfié sont déjà connus depuis longtemps.

Faraday fit, le premier, des recherches suivies sur cet intéressant sujet ; ces études furent successivement reprises par MM. Snow Harris, Masson, Knochenhauer, Wiedemann et Ruhlmann, Gordon, W. Thomson, de la Rue et Muller, qui s'attachèrent surtout à déterminer les lois existant entre la pression et les variations de longueur de l'étincelle donnée par un même courant.

En poussant plus loin le vide, MM. Geissler, Abria, Spottiswoode, de la Rue et Muller, Gassiot, Fernet, Hittorf, Sarasin et L. de la Rive, Moulton, Gordon, Hertz étudièrent principalement les décharges stratifiées et le mode de formation des stries dans les tubes à vide de Geissler.

Enfin, en accentuant encore la raréfaction, MM. Hittorf, Crookes, Goldstein, Seguy, Benoît et Hurmuzescu, Fitz-Gerald, J.-J. Thomson, lord Kelvin, Wiedemann, Ebert, Lenard dirigèrent leurs recherches sur les phénomènes extrêmement curieux obtenus par l'emploi des tubes à grand vide appelés ordinairement tubes de Crookes.

Si nous avons cité tous ces noms, c'est surtout pour montrer combien ce terrain avait déjà été battu avant la découverte du docteur Rœntgen ; il est vrai que toutes les recherches qui ont précédé les fameux rayons X et dont quelques-unes, des plus intéressantes, avaient une portée scientifique considérable, étaient restées presque inconnues du public ; seules, les personnes qui s'occupent spécialement des questions scientifiques leur avaient attribué une grande importance.

Nous allons résumer rapidement l'état de ces recherches et les faits qu'elles avaient définitivement établis à l'époque de la découverte des rayons X.

*
* *

Phénomènes produits par les décharges électriques à haute tension dans les tubes à vide imparfait ou de Geissler. — Lorsqu'un courant électrique de très haute tension, produit par une bobine d'induction, une machine statique ou un transformateur quelconque, est amené aux deux électrodes d'un tube, relié à une machine pneumatique qui permet d'y faire un vide plus ou moins complet, on constate que, pour une pression donnée, la décharge prend un aspect particulier qui varie avec cette pression.

Quand on commence à faire le vide, on remarque qu'au fur et à mesure de la diminution de pression, la longueur et la fréquence des étincelles que l'on peut obtenir pour un courant de même valeur va en augmentant, en même temps que leur éclat va en décroissant.

En continuant à faire le vide, on voit bientôt les étincelles disparaître pour faire place à des aigrettes qui semblent ininterrompues ; puis, lorsque le vide a atteint une certaine valeur, ces aigrettes disparaissent à leur tour et sont remplacées par une simple lueur qui entoure principalement les deux électrodes. Cette lueur présente généralement des intensités et des teintes différentes sur chacun des deux pôles, la cathode (électrode négative) étant ordinairement la plus éclairée. On obtient alors un tube connu sous le nom de tube de Geissler.

Tout le monde connaît ces appareils que l'on trouve depuis bien longtemps dans tous les cabinets de physique sous forme de tubes de verre de grande longueur entrelacés en courbes diverses, contenant des gaz raréfiés de différentes natures, des matières phosphorescentes et des parties en verre d'urane, ce qui, sous l'influence du courant électrique, leur donne des aspects variés, produisant de très jolis effets lumineux.

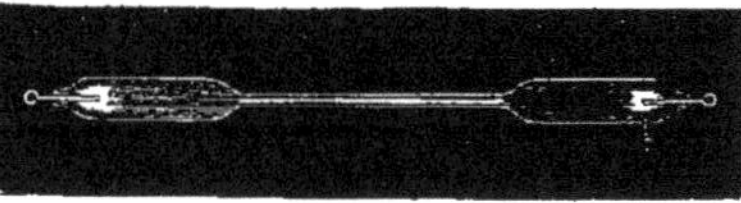
Fig. 1. — Tube de Geissler pour spectroscopie.

Les figures 1, 2 et 3 montrent différents modèles de tube de Geissler de MM. Ducretet et Lejeune : le premier est un tube simple servant en spectroscopie ; le second présente des contours multiples qui s'illuminent différemment suivant la nature du verre qui les compose ; le troisième enfin, d'une forme spéciale, est destiné aux médecins pour éclairer les cavités à explorer, la gorge entre autres. Pour rendre plus frappants les effets lumineux des tubes de Geissler, on les monte souvent, comme l'indique la figure 4 représentant le dispositif de M. Radiguet, sur un petit moteur électrique qui les fait rapidement tourner ; alimentés par une bobine de Ruhmkorff, ces tubes tournants produisent, par suite des interruptions du courant, l'aspect représenté par la figure 5.

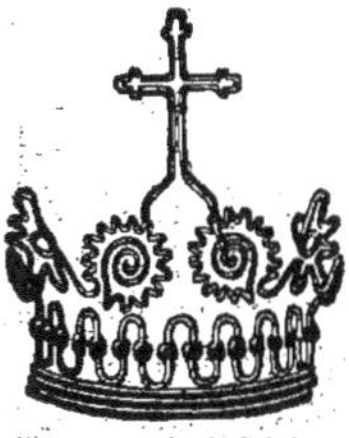

Fig. 2. — Tube de Geissler.

Une des principales particularités de ces tubes est la stratification de la décharge lumineuse ; on constate, en effet, que la lueur produite par les tubes de Geissler n'est pas uniforme, mais présente des disques plus éclairés, séparés par de petits espaces plus obscurs ; ces stries, dont la cause n'est pas encore bien connue, ont fait l'objet de très nombreuses recherches ; la figure 6, qui représente un tube de Holtz, montre l'influence des pointes sur la décharge stratifiée qui passe presque uniquement, suivant le sens du courant, dans l'une ou l'autre des branches du tube contenant une série de petits entonnoirs en verre orientés en sens inverse.

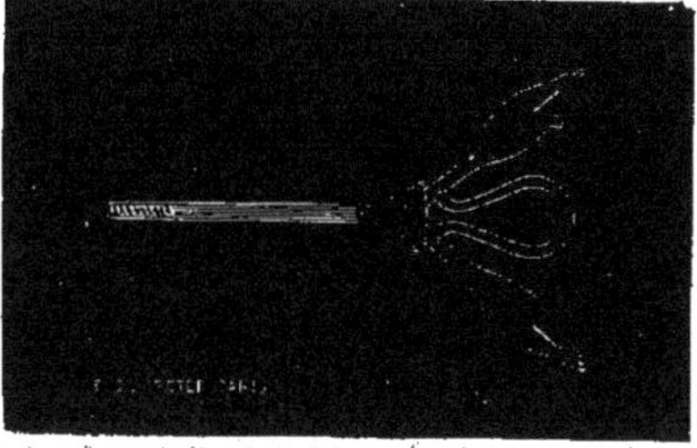
Fig. 3. — Tube de Geissler pour médecin.

La couleur de la décharge lumineuse obtenue dans les tubes de Geissler varie avec la nature du gaz raréfié qu'ils contiennent ; par exemple, l'hydrogène donne une coloration rouge, tandis que le chlore produit une lueur verte ; examinées au spectroscope, ces lueurs donnent le spectre caractéristique du gaz contenu dans le tube, ce qui permet d'en déterminer la nature par l'analyse spectrale ; on se sert pour ces expériences d'un tube à robinet (fig. 7) qui permet de faire le vide sur un gaz ou une vapeur quelconque.

Des matières fluorescentes, comme le sulfate de quinine ou le verre d'urane, placées dans un tube de Geissler, s'illuminent brillamment avec leurs couleurs caractéristiques dès que la décharge électrique se produit.

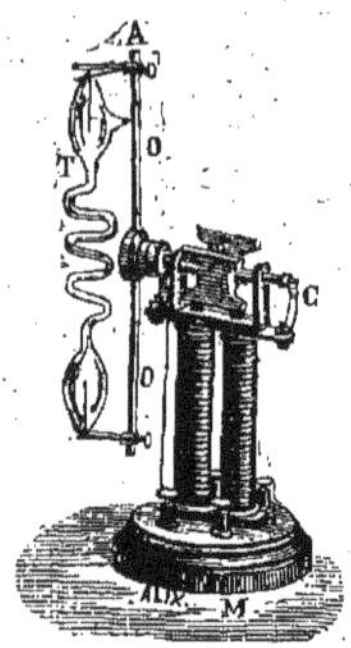

Fig. 4. Tube de Geissler tournant.

Il n'est pas dépourvu d'intérêt d'indiquer en passant les curieux phénomènes d'électrolyse qui se produisent dans certains cas dans les tubes à vide ; en effet, lorsque le gaz raréfié est composé de plusieurs éléments susceptibles de se séparer, il arrive fréquemment qu'une véritable électrolyse s'effectue et que chacun des gaz élémentaires se porte à l'une des électrodes en la colorant de sa couleur respective ; quand, par exemple, un tube à vide contient de l'acide chlorhydrique, les premières décharges éclairent le tube en gris verdâtre, mais la décomposition de l'acide chlorhydrique en ses deux éléments ne tarde pas à se produire, le chlore se porte au pôle positif (anode) qu'il colore en vert, tandis que l'hydrogène va colorer en rouge le pôle négatif (cathode) ; l'intensité de ces deux colorations va d'abord en augmentant, puis elles pénètrent l'une dans l'autre, se confondent de plus en plus, jusqu'au moment où, la diffusion complète des gaz ayant eu lieu, l'hydrogène l'emporte et donne à tout le tube sa teinte rouge caractéristique.

Phénomènes produits par les décharges électriques dans les tubes à très grand vide ou de Crookes. — Si enfin le vide est poussé extrêmement loin et atteint quelques millionièmes d'atmosphère, la décharge électrique change totalement d'aspect et il se produit des phénomènes si particuliers que Crookes crut pouvoir en déduire l'existence d'un quatrième état de la matière, qu'il appela, suivant l'expression déjà employée par Faraday, l'état radiant.

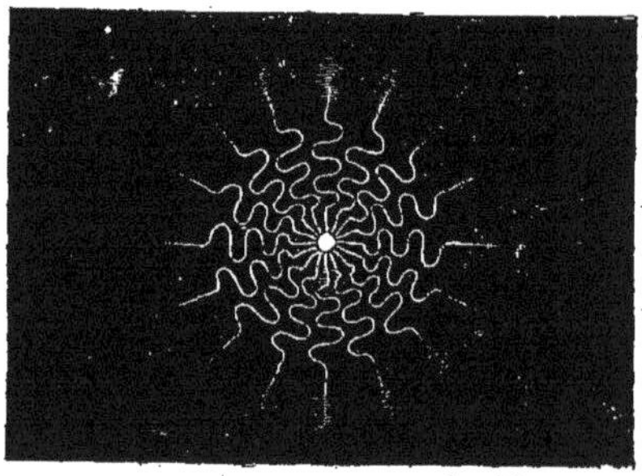

Fig. 5. — Effet produit par un tube de Geissler tournant.

Ces nouveaux et si curieux phénomènes se manifestent le mieux sous une pression d'environ un millionième d'atmosphère ; mais, dans ses expériences, Crookes a pu obtenir les vides atteignant un vingt-millionième d'atmosphère, ce qui correspondrait à environ un quart de millimètre pour une colonne barométrique de plus de 4.800 mètres de hauteur.

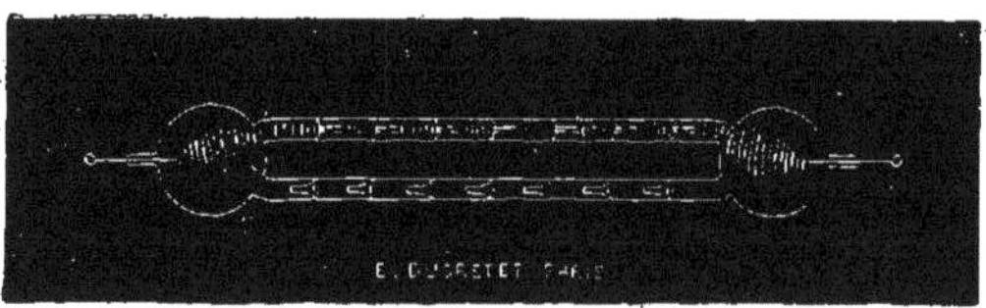

Fig. 6. Tube de Holtz.

Hittorf, qui, le premier, fit des recherches sur des tubes à vide presque parfait, constata, en 1865, la mauvaise conductibilité des grands vides dont la résistance devient indépendante de la distance des électrodes ; cette propriété se démontre très facilement à l'aide de l'appareil que représente notre figure 8 et qui, ainsi que tous les appareils de Crookes que nous allons décrire, est construit par MM. Ducretet et Lejeune. Dans cet appareil, le tube T, dont le vide a été poussé aussi loin que possible, possède deux électrodes très rapprochées, ce qui

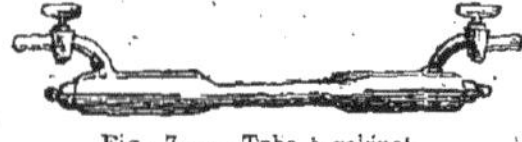

Fig. 7. — Tube à robinet.

n'empêche pas la décharge électrique de jaillir de préférence entre les deux conducteurs P, P' placés à l'air libre à une distance beaucoup plus grande, ou encore de traverser le long tube de Geissler T' qui présente un vide beaucoup moins parfait.

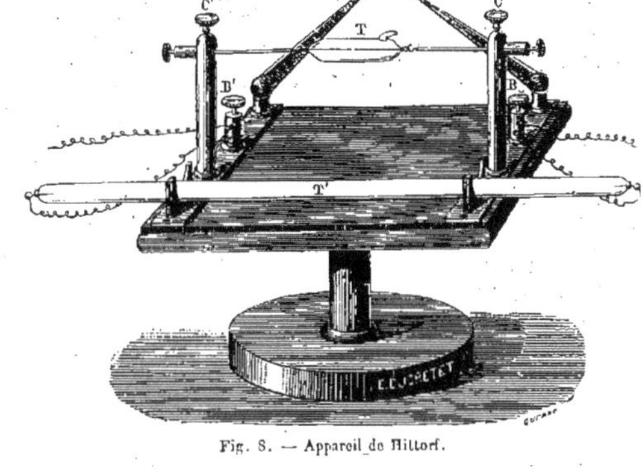

Fig. 8. — Appareil de Hittorf.

Pour de très faibles pressions, tenant le milieu entre le vide presque parfait de Hittorf et celui de Geissler, M. Crookes remarqua que la résistance du tube dépend principalement de la superficie de la cathode ou électrode négative et que la décharge qui, dans un vide moins parfait, réunit les deux électrodes, part directement de la cathode sous forme de rayons rectilignes dont la direction est normale à sa surface et indépendante de la position de l'anode. Cette intéressante propriété est rendue manifeste par l'emploi des deux tubes de forme identique (fig. 9 et 10) ; chacun de ces tubes possède une électrode concave qui peut être reliée au pôle négatif d'un appareil producteur d'un courant électrique à très haute tension, et une série de trois autres électrodes pouvant être reliées séparément ou simultanément au pôle positif de la même source d'électricité ; la seule différence qui existe entre ces deux tubes est que le vide n'a été poussé dans le premier qu'à quelques millimètres de mercure, tandis qu'il a été porté dans l'autre à environ un millionième d'atmosphère ; le premier constitue donc un tube de Geissler et le second un tube de Crookes. Lorsque la décharge électrique traverse le premier appareil, on constate que l'anode et la cathode sont toujours réunies par un faisceau lumineux, quelle que soit l'électrode reliée au pôle positif ; ce faisceau lumineux peut donc prendre une des trois positions indiquées sur notre gravure, suivant que le courant arrive par l'une ou l'autre des trois électrodes positives ; dans le second tube, au contraire, l'effet reste absolument le même, quelle que soit l'électrode positive employée ; les rayons cathodiques sont toujours, dans ce cas, projetés normalement à la surface de la cathode, celle-ci ayant dans l'appareil la forme d'un petit miroir sphérique concave, ils viennent donc se croiser en son centre, puis vont former sur le verre du tube un cercle de lumière fluorescente verte avec production de chaleur en cet endroit. La position du pôle positif n'a donc aucune importance, au point de vue de la direction des rayons dans les tubes à grand vide de Crookes, et nous verrons, en effet, plus loin, que la forme et la position des pôles des ampoules employées en radiographie sont très variables. Le tube de la figure 11, muni d'une cathode en forme de demi-cylindre, démontre

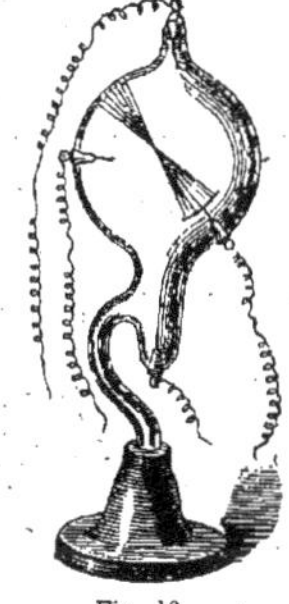
Fig. 9. Tube à vide de Geissler. Fig. 10. Tube à vide de Crookes.

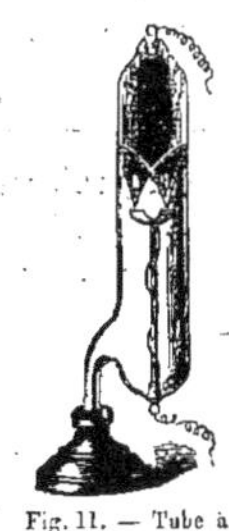
Fig. 11. — Tube à cathode en demi-cylindre.

encore, par la forme de la partie fluorescente du verre, la marche en ligne droite des rayons cathodiques émis normalement à la surface de la cathode.

Nous venons de voir que les rayons émis par la cathode rendent lumineuse la paroi du tube qu'ils viennent frapper ; le nombre de corps qui deviennent ainsi fluorescents ou phosphorescents sous l'action de ces rayons est très grand, mais les nuances de ces lueurs luminiscentes sont aussi très variées. La figure 12 montre, par exemple, un appareil formé de trois tubes de verre de nature différente qui, sous l'action de la décharge électrique, s'illuminent différemment : le tube (*a*) en verre d'urane donne une teinte vert foncé, le tube (*b*) en verre anglais donne une fluorescence bleue et le tube (*c*) en verre fusible d'Allemagne produit une couleur vert pomme.

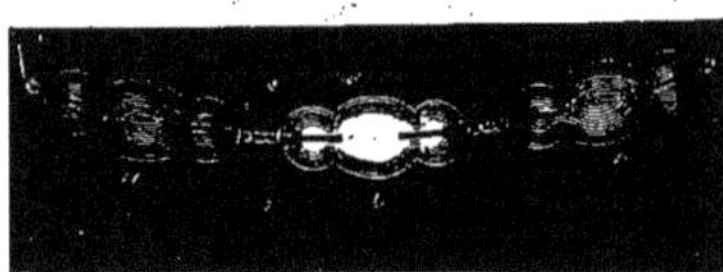

Fig. 12. — Tubes de Crookes en verre de compositions différentes.

Il est bon d'indiquer ici la différence qu'il y a entre la phosphorescence et la fluorescence : on appelle fluorescence l'action lumineuse que produisent certaines radiations sur certains corps, comme le nitrate d'urane, le sulfate de quinine, le platino-cyanure de baryum, etc., lorsque les effets lumineux cessent aussitôt après l'extinction des radiations qui les engendrent ; quand, au contraire, ces effets lumineux subsistent quelque temps encore après la fin de l'excitation qui les a provoqués, comme cela se produit pour les sulfures de calcium, de strontium et de baryum, par exemple, le phénomène prend le nom de phosphorescence et on l'attribue à une décomposition partielle des corps qui tendent à revenir ensuite à leur état d'équilibre en donnant naissance à des ondes lumineuses ; enfin Wiedemann désigna l'ensemble de ces phénomènes sous le terme général de luminiscence.

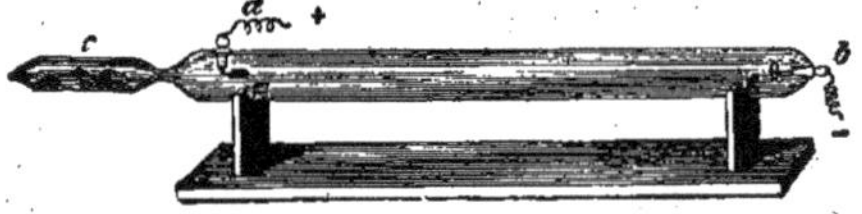

Fig. 13. — Tube à potasse à vide variable.

La fluorescence du verre varie encore avec la pression, comme on peut le démontrer très facilement à l'aide de l'appareil que représente notre figure 13 et qui est simplement constitué par un tube muni de deux électrodes, relié par un petit étranglement avec un second tube de petite dimension contenant de la potasse caustique et dans lequel un vide, poussé aussi loin que possible, a été fait en chauffant légèrement la potasse de façon à ne lui laisser que des traces de vapeur d'eau et d'acide carbonique ; en chauffant la potasse, on peut donc altérer plus ou moins le vide du tube en mettant en liberté une partie de la vapeur d'eau et de l'acide carbonique qu'elle contient, et l'on peut ainsi passer du vide parfait de Hittorf au vide de Crookes et à celui de Geissler, de telle sorte que le tube, très résistant au début, ne tarde pas à donner une belle fluorescence verte, qui disparaît peu à peu et se transforme en décharge stratifiée.

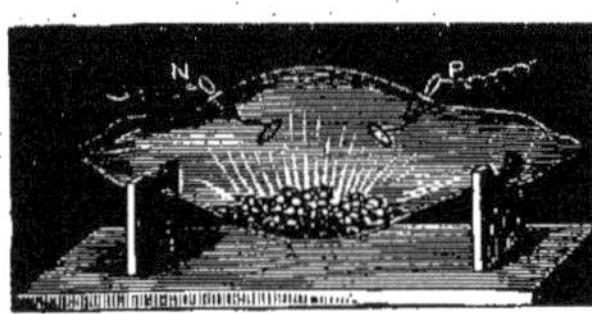

Fig. 14. — Fluorescence de diverses pierres.

Beaucoup de pierres et de minéraux donnent de très jolies fluorescences sous l'action des rayons cathodiques : la phénakite (aluminate de glucine) produit une fluorescence bleue, le spadumène (silicate d'alumine et de lithine) a une fluorescence d'un magnifique jaune d'or, la fluorescence de l'émeraude est cramoisie, celle du rubis est rouge ; mais, d'après

M. Crookes, c'est le diamant qui produit la plus intense fluorescence, d'une teinte vert clair; nos figures 14, 15 et 16 montrent plusieurs tubes contenant des pierres diverses qui s'illuminent différemment dès le passage de la décharge électrique.

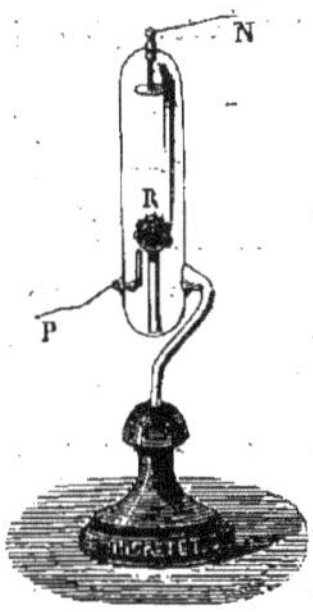

Fig. 15. Fluorescence du rubis.

L'intéressante expérience suivante montre encore que les rayons cathodiques sont émis normalement à la surface de la cathode, suivent des lignes droites et sont arrêtés par les obstacles qu'ils rencontrent sur leur route; en effet, le tube en forme de poire (fig. 17) contient fixée sur son électrode positive une croix en aluminium (*b*) qui intercepte une partie des rayons émis par la cathode (*a*) et produit une ombre (*cd*) sur le fond fluorescent du tube; on peut aussi démontrer avec cet appareil que le pouvoir fluorescent des corps soumis à l'action des rayons cathodiques diminue au bout d'un certain temps; pour cela, la croix (*b*) est montée à charnière sur son support et peut se rabattre dans le bas du tube: si donc, après un certain temps de fonctionnement de l'appareil, on effectue ce déplacement de la croix, on voit aussitôt son ombre sombre se transformer en une surface de même forme, tranchant sur le reste du tube par une fluorescence beaucoup plus accentuée, ce qui montre clairement que cette partie du verre avait gardé tout son pouvoir fluorescent, tandis que la partie qui l'environne avait subi une diminution de ce pouvoir sous l'action prolongée des rayons cathodiques; au bout de quelque temps, d'ailleurs, la croix lumineuse s'efface pour la même raison. Après un certain temps de repos, le verre regagne, en partie toutefois et non en totalité, sa sensibilité fluorescente du début, ce qui démontre que l'action des rayons cathodiques y laisse une trace durable.

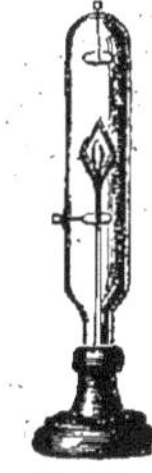

Fig. 16. Tube pour fluorescence.

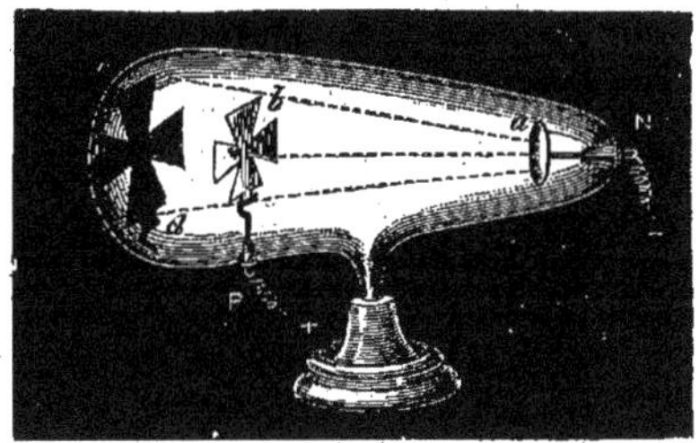

Fig. 17. — Tube de Crookes à croix mobile.

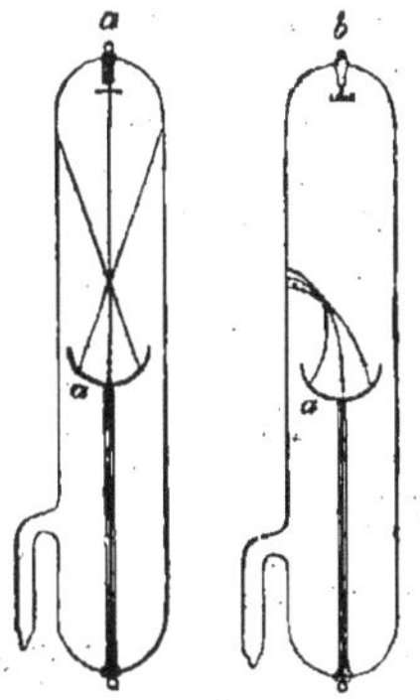

Les rayons émis par la cathode sous l'influence de la décharge électrique sont déviés, attirés ou repoussés par un aimant; si, par exemple, on approche un aimant d'un tube (*a*) (fig. 18), on voit immédiatement la fluorescence qui éclairait tout le sommet se déplacer, comme le montre le tube (*b*) de la même figure, et venir illuminer la paroi la plus proche de l'aimant; cette lueur suit les moindres déplacements de l'aimant, et, si l'on renverse ses pôles, les rayons sont repoussés au lieu d'être attirés.

Fig. 18. — Action des aimants.

Dans un tube de Geissler, la décharge qui relie les deux pôles peut être comparée à un fil métallique flexible transportant un courant électrique; les rayons cathodiques, au contraire, agissent, comme le démontre l'expérience suivante, non plus à la façon de fils conducteurs, mais comme des corps chargés d'électricité de même nom. Le tube que représente notre figure 19 contient deux électrodes négatives (*a*, *b*), placées l'une près de l'autre, et une seule électrode positive (*c*) située à l'autre extrémité ; un écran en mica percé de deux petites fenêtres (*d*, *e*) limite les rayons émis par les cathodes et en forme deux faisceaux qui viennent se projeter sur un écran (*g*, *h*) ; quand une seule des cathodes est reliée au pôle négatif, le faisceau des rayons qu'elle émet prend la direction *df* ou *ef* ; mais, si les deux fonctionnent en même temps, les deux faisceaux deviennent parallèles et prennent réciproquement les directions *dg* et *eh* ; ils se repoussent donc comme des corps chargés d'électricité de même nom, tandis qu'ils devraient s'attirer s'ils transportaient un courant électrique de même sens. Cette constatation, qui joue un très grand rôle dans la théorie du bombardement moléculaire de Crookes, a été, il est vrai, contestée par MM. Wiedemann et Ebert, qui, ayant muni l'une des petites fenêtres de l'écran de mica de l'appareil précédent d'un volet pouvant à volonté s'ouvrir ou se fermer, remarquèrent que la direction du premier faisceau n'était guère modifiée par la fermeture du volet qui interceptait le second faisceau et que cette direction ne dépendait que de l'excitation de la seconde cathode. D'un autre côté, certaines expériences semblent montrer que la répulsion réciproque des rayons cathodiques existe très réellement ; M. Weber a, par exemple, montré que les rayons émis par une cathode en forme de calotte sphérique donnaient, sur un écran placé après leur point de convergence, une ombre redressée de la cathode, ce qui semblerait démontrer que les rayons, par suite de la répulsion qu'ils exercent les uns sur les autres, ne se croisent pas, mais forment un faisceau simplement étranglé.

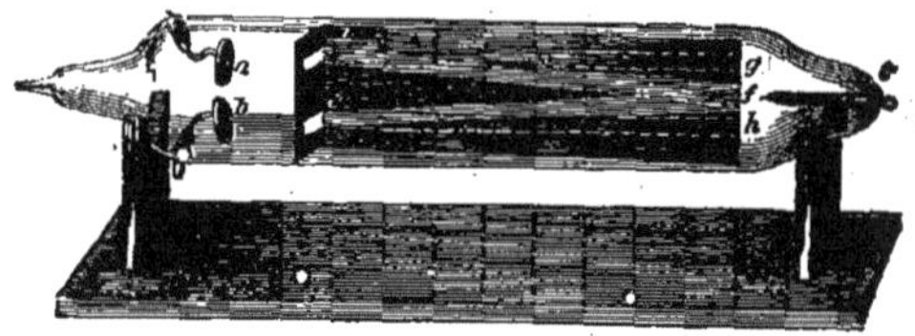

Fig. 19. — Tube de Crookes montrant la répulsion entre eux les rayons cathodiques.

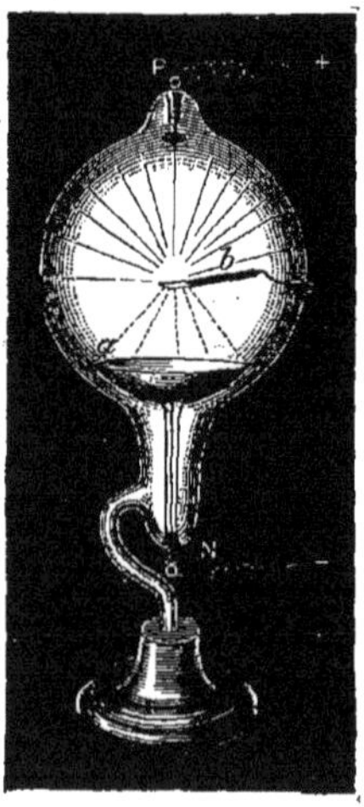

Fig. 20.
Action calorifique des rayons cathodiques.

Nous avons déjà dit que le verre s'échauffe sous l'action des rayons émis, dans les grands vides, par l'électrode négative, sous l'influence d'une décharge électrique à haute tension ; cet échauffement peut même être suffisamment fort, lorsque l'action est quelque peu prolongée et le courant assez puissant pour ramollir et fondre la paroi des tubes de verre ; ceci constitue même un inconvénient auquel il faut prendre garde dans les expériences de radiographie, qui durent parfois très longtemps. On peut d'ailleurs rendre plus évident le dégagement de chaleur qui se produit à l'endroit où les rayons cathodiques sont arrêtés par un obstacle quelconque, au moyen de l'appareil que représente notre gravure 20, et qui est constitué par un tube à vide possédant une cathode de grande dimension et de la forme d'un miroir sphérique concave, ce qui concentre les rayons qu'elle émet en un point (*b*) où se trouve fixée une petite lamelle de platine iridié ; dès que la décharge se produit, la lame de platine s'échauffe et ne tarde pas à rougir ; on peut, avec un aimant, modifier la direction des rayons et, par suite, changer la place où se produit l'échauffement ; si la décharge est suffisamment prolongée et le courant assez puissant, le platine peut même entrer en fusion.

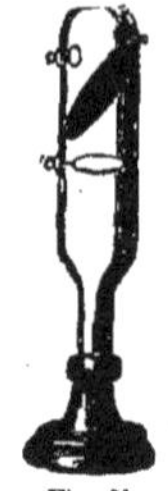
Fig. 21.
Action mécanique.

Les rayons cathodiques transportent donc une quantité très notable d'énergie qu'ils perdent en partie en frappant un obstacle quelconque ; cette énergie peut d'ailleurs également produire directement une action mécanique. Ils peuvent mettre en mouvement une petite roue sur les palettes de laquelle ils viennent frapper, ou encore faire tourner par réaction un moulinet formant cathode et dont les ailes conductrices ont une de leurs surfaces recouverte d'une matière isolante.

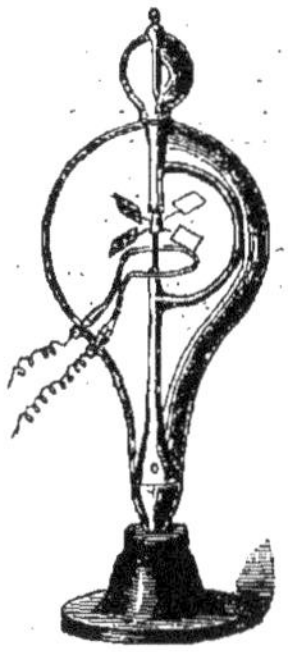

Fig. 22.
Tube à moulinet.

De nombreux appareils permettent de démontrer cette action mécanique des rayons cathodiques ; dans celui représenté par la figure 21, le rayonnement émis par la cathode vient frapper une lame métallique inclinée et fixée simplement par un de ses côtés ; l'action de ce rayonnement étant intermittente, par suite des interruptions successives du courant résultant de l'interrupteur de la bobine, la lame se met à vibrer et produit un son engendré par ses chocs répétés sur la paroi du tube dès que passe la décharge ; dans l'appareil de la figure 22, une roue à palettes inclinées peut tourner sous l'action des rayons cathodiques émis par une cathode en forme de fil circulaire placée dessous ; dans le tube de la figure 23, les rayons cathodiques provoquent la rotation de deux disques de mica recouverts de substances fluorescentes ; dans le tube de la figure 24, la partie mobile présente l'aspect d'une cloche fluorescente ; enfin, la figure 25 montre encore la rotation d'un petit moulinet *aba'b'* sous l'action des rayons émis par l'une des deux électrodes filiformes *e*, *e'*, placées dans les deux tubes latéraux T, T'.

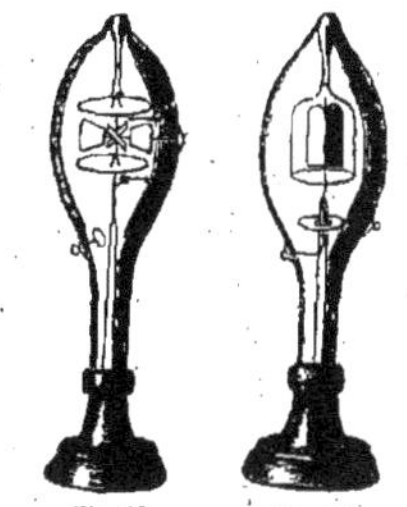
Fig. 23. Action mécanique. Fig. 24. Action mécanique.

L'appareil représenté par la figure 26 sert à démontrer à la fois l'action mécanique des rayons cathodiques et leur attraction ou répulsion par les aimants ; le tube (PN) possède une cathode concave (*ab*) qui condense les rayons cathodiques sur un écran de mica (*cd*) derrière lequel se trouve une roue à palettes (*ef*) également en mica ; l'électrode positive se trouve à l'autre extrémité du tube ; lorsque dans cet état la décharge électrique passe dans l'appareil, rien ne se produit, puisque les

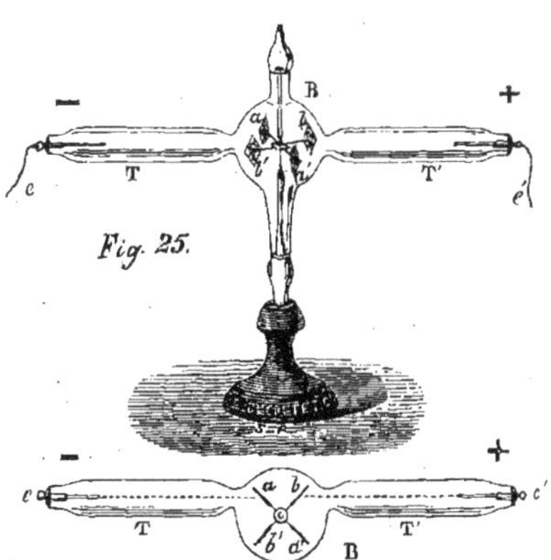

Fig. 25. — Tube de Crookes à moulinet.

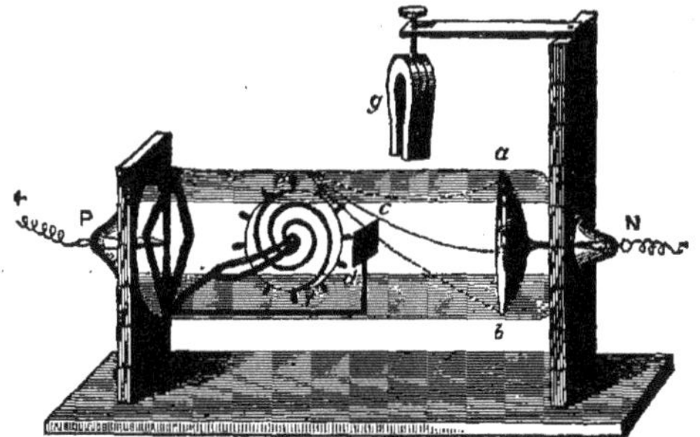

Fig. 26. — Action mécanique et déviation magnétique des rayons cathodiques.

rayons émis par l'électrode négative se trouvent arrêtés par l'écran (*cd*) ; mais, si l'on place en *g* un aimant qui dévie ces rayons vers le haut, comme le montrent les lignes pointillées, on voit aussitôt la roue tourner dans le sens inverse des aiguilles d'une montre : si alors on tourne l'aimant, de façon à lui faire opérer une répulsion au lieu d'une attraction sur les rayons, la roue ralentit instantanément sa rotation, s'arrête, puis se met à tourner en sens inverse, pour reprendre sa marche primitive dès que l'on retourne de nouveau l'aimant ; les lignes noires en spirales que porte la roue sont uniquement destinées à bien montrer le sens de sa rotation.

Voici, résumées, les plus intéressantes expériences de Crookes, expériences d'où il tira sa fameuse théorie du bombardement moléculaire que nous ne pouvons passer sous silence, malgré notre intention de nous écarter de toute démonstration purement théorique, et qui, d'ailleurs, est suffisamment simple pour être comprise par tous ; nous avons, jusqu'ici, évité de parler de la matière radiante et des rayons moléculaires, préférant d'abord indiquer les expériences et les faits précis avant d'en donner une explication qui, d'ailleurs, quoique très commode, est loin d'être acceptée par tous les savants et rencontre même de très déterminés et illustres adversaires ; c'est pour cela que nous avons constamment appelé les rayons émis par la cathode sous l'influence de la décharge électrique rayons cathodiques, nom plus vague et qui n'implique aucune explication théorique particulière.

Théorie du bombardement moléculaire de Crookes. — Les divers phénomènes que nous venons d'entrevoir sont si particuliers, si différents de tout ce qui avait été observé auparavant, le résidu gazeux qui reste dans les tubes à vide presque parfait se montre doué de propriétés si nouvelles, que Crookes n'hésita pas à dire que la matière s'y trouvait à un quatrième état, qu'il appela l'état radiant. Suivant lui, par conséquent, il existe quatre états de la matière : solide, liquide, gazeux et radiant ; et ceci est, dit-il, d'autant plus admissible que les différences qui existent entre le troisième et le quatrième état paraissent au moins aussi grandes que celles existant entre le deuxième et le troisième et sont certainement plus grandes que celles que l'on observe entre les deux premiers.

La différence qui existe entre un corps à l'état gazeux et le même corps à l'état radiant consiste en ce qu'à l'état gazeux, les nombreuses molécules de ce corps sont plus ou moins, suivant la pression, serrées les unes contre les autres et ne peuvent se mouvoir sans entrer immédiatement en collision ; leur déplacement rectiligne est par suite rendu impossible ; si, au contraire, on a retiré, par un vide poussé très loin, la plus grande partie de ces molécules, l'espace qui les contient restant le même, et qu'il n'en reste par suite qu'un nombre relativement petit dans un espace relativement grand, ces molécules se trouvent isolées et peuvent parcourir des espaces relativement considérables sans se rencontrer ; chaque molécule peut alors être considérée séparément et « un souffle moléculaire peut toujours être envisagé comme le résultat du mouvement de molécules isolées, de la même manière que la décharge d'une mitrailleuse consiste en projectiles séparés. »

On peut dire, par exemple, qu'à la pression d'un millionième d'atmosphère, pression à laquelle se manifestent le mieux les phénomènes exposés ci-dessus, la « moyenne de libre parcours », c'est-à-dire la distance moyenne que chaque molécule peut parcourir en ligne droite avant d'être déviée par une collision, est environ 3.000 fois plus longue que celle obtenue dans un gaz à la pression de 3.000 millionièmes d'atmosphère qui est la pression ordinaire des tubes à vide de Geissler.

Quand la raréfaction est poussée suffisamment loin, la distance moyenne de libre parcours devient donc assez grande, comparativement aux dimensions du récipient, pour que l'on puisse négliger les effets produits par les chocs des molécules entre elles, et considérer chaque molécule comme obéissant à ses propres mouvements ; on n'a « plus affaire à une portion continue de matière, comme c'était le cas avec des tubes où le vide était moins parfait, mais bien aux molécules individuellement ».

Il est de plus à remarquer que le vide parfait, comme nous l'avons vu par l'appareil de Hittorf, est isolant et qu'il faut des traces de matière gazeuse, par suite des molécules, pour obtenir les phénomènes observés par M. Crookes.

Cette théorie étant admise, on peut facilement expliquer les différents phénomènes produits par une décharge électrique à très haut potentiel dans les tubes à vide de Crookes.

Puisque la présence d'une petite quantité de matière est indispensable au passage de la décharge, on peut en conclure que les molécules de cette matière deviennent le support du courant électrique ; ces molécules sont attirées par l'électrode négative, se chargent par son contact d'électricité de même nom, puis sont aussitôt, en vertu des lois connues de répulsion des corps chargés d'électricité de même nom, repoussées par elle normalement à sa surface, et, comme ces molécules se trouvent suffisamment espacées pour ne pas entrer en fréquente collision entre elles, elles peuvent être ainsi projetées à une notable distance de la cathode. Ces molécules viennent donc frapper la paroi du tube ou d'un obstacle quelconque qui devient luminiscent sous l'action de cet énergique bombardement moléculaire.

Le dégagement de chaleur qui se produit sous l'action des rayons cathodiques est dû au choc des molécules, qui perdent, par suite de l'arrêt de leur mouvement, leur énergie cinétique dont une partie se transforme en énergie thermique ; leur action mécanique s'explique encore plus clairement par le bombardement moléculaire.

Leur déviation sous l'influence de l'aimant apporte une nouvelle preuve à la théorie de Crookes ; on sait en effet que les corps électrisés, animés d'un rapide mouvement, agissent comme les courants électriques et se comportent de même sous l'action des aimants. La répulsion réciproque des rayons cathodiques vient toutefois montrer qu'ils agissent différemment des courants électriques, mais toujours comme des particules chargées d'électricité de même nom.

Comme on le voit, cette théorie si simple se prête merveilleusement bien à l'explication de toutes les actions des rayons cathodiques ; elle est pourtant loin d'être admise et se trouve plus que jamais, surtout depuis la découverte des rayons X, fortement battue en brèche ; acceptée et défendue par lord Kelvin (anciennement sir William Thomson) et Tesla, elle fut attaquée par MM. Goldstein, Wiedemann, Hertz, Lenard, etc.

M. Goldstein attribue aux rayons émis par la cathode un caractère purement optique et représentant une nouvelle forme de l'énergie ; M. Wiedemann émet l'hypothèse que ces rayons cathodiques sont composés de radiations de très faible longueur d'onde ; M. J.-J. Thomson se prononce pour l'hypothèse de la dissociation du gaz ; enfin on tend maintenant à les expliquer par une vibration longitudinale de l'éther.

Mais que le lecteur ne s'effraye pas, nous n'avons nullement l'intention d'exposer et de discuter ces diverses théories, qui sont d'ailleurs encore très vagues et diffuses et ne reposent sur aucun fondement certain ; si nous avons cru bon de donner rapidement la théorie du bombardement moléculaire de Crookes, c'est surtout à cause de sa simplicité et de son originalité, qui la mettent à la portée de tous et lui donnent aux yeux de tous un certain intérêt.

Ce qui pourrait le mieux faire triompher l'une ou l'autre de ces théories serait la détermination de la vitesse des rayons cathodiques ; si, en effet, on leur trouvait une vitesse égale à celle de la lumière, la nature optique du phénomène deviendrait évidente ; car, d'après M. Guillaume, un gramme de matière doué de cette vitesse posséderait une énergie cinétique égale à celle que fournirait un cheval-vapeur travaillant pendant près de deux mille ans, ce que l'on peut difficilement admettre. Mais jusqu'ici toutes les tentatives faites pour déterminer cette vitesse ont été assez infructueuses et leurs résultats problématiques ; on comprend d'ailleurs facilement les grandes difficultés que présente la mesure d'une telle vitesse dans un espace aussi restreint que celui d'un tube à vide.

Expériences de M. Lenard. — Nous ne pouvons passer sous silence les remarquables expériences du physicien allemand M. Ph. Lenard, qui précédèrent la découverte des rayons X et qui la côtoyèrent de si près que l'on peut être surpris, à juste titre, que ces importants phénomènes lui aient échappé.

MM. Hertz, Wiedemann et Ebert ayant déjà constaté que les feuilles de métal de peu d'épaisseur se laissaient facilement traverser par les rayons cathodiques, M. Lenard utilisa cette propriété pour étudier la façon dont se comportent ces rayons dans des milieux différents de celui de leur production. Il se servit d'un tube à vide T (fig. 27) dont l'une des extrémités était fermée, non plus par une soudure du verre, mais par un obturateur métallique portant en son centre une petite ouverture F obturée par une mince feuille d'aluminium protégée contre les actions électrostatiques par une petite capsule intérieure percée d'une ouverture en face de la fenêtre ; la cathode était constituée par un disque C et l'anode par un cylindre A ; le tout était enfermé dans une caisse métallique communiquant électriquement avec l'obturateur métallique et reliée à la terre ; il put ainsi constater qu'une partie des rayons cathodiques traversaient la fenêtre et se répandaient dans l'atmosphère à une distance de plusieurs centimètres, leur présence étant facilement reconnaissable par leur action luminiscente sur différents corps, principalement sur un écran de papier de soie enduit de pentadécylparatolylcétone dont il se servit dans ses expériences ; il put également constater leur action sur les liquides, particulièrement sur le pétrole, qui donne une fluorescence bleue ; il reconnut enfin leur énergique influence sur les préparations sensibles, ainsi que leur pouvoir de décharger rapidement les corps électrisés soumis à leur influence.

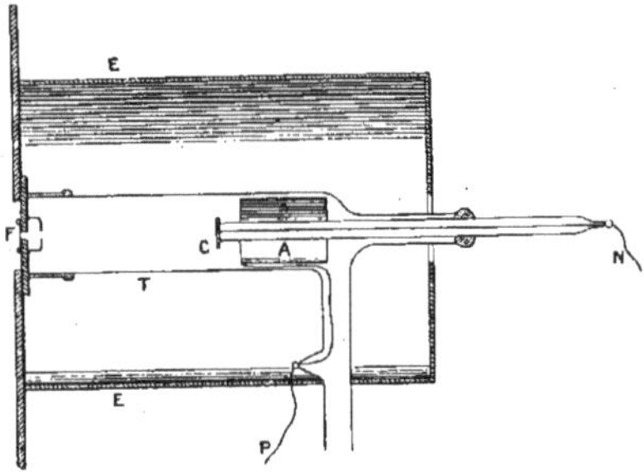

Fig. 27. — Tube de Lenard.

Il étudia aussi l'action des aimants sur les rayons sortis de leur tube producteur par la fenêtre d'aluminium et observa qu'une partie seulement de ces rayons était déviée, le reste ne semblant nullement influencé par l'aimant ; il se servit pour cela de l'appareil représenté par notre figure 28 : les rayons, sortant par la fenêtre d'aluminium du tube de la figure 27, étaient

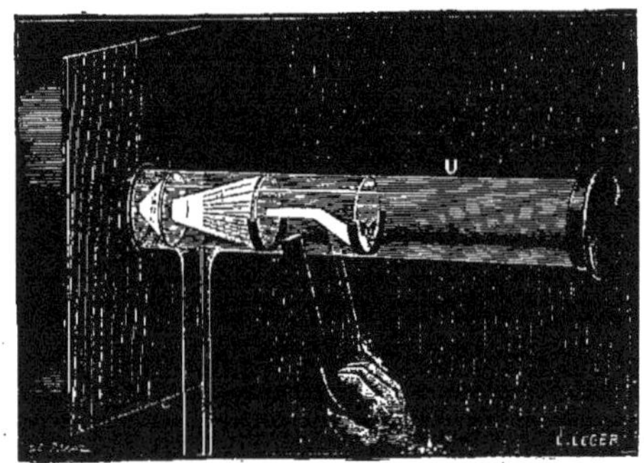

Fig. 28. — Expérience de Lenard.

recueillis dans un nouveau tube U, limités par deux diaphragmes successifs et venaient former sur l'écran M une tache fluorescente qui permettait de se rendre compte de leur moindre déviation. Les résultats qu'il obtint sont représentés par la figure 29, qui montre, à gauche, l'aspect des taches fluorescentes produites directement sur l'écran M par les rayons ne subissant pas l'action d'un aimant et, à droite, l'aspect que prennent les mêmes taches sous l'influence d'un champ magnétique ; on voit parfaitement sur cette gravure que sans l'aimant les rayons venaient former sur l'écran une tache fluorescente bien nette, entourée ordinairement d'un halo plus ou moins étendu, et que, sous l'influence de l'aimant, le halo seul se déplaçait et la tache principale ne bougeait pas. Cela semblait bien indiquer deux sortes de rayons, dont les fameux rayons X, qui restent non influencés par les aimants ; M. Lenard n'y vit qu'une différence plus ou moins prononcée de la diffusion et de la déviation de rayons de même nature, mais correspondant à des radiations de longueurs d'ondes diverses ; combien doit-il regretter de n'avoir pas su suffisamment différencier ces deux sortes de rayons, ce qui, sans aucun doute, l'eût fatalement conduit à la découverte des rayons X qui lui ont totalement échappé et dont il s'approcha encore plus près dans l'expérience suivante.

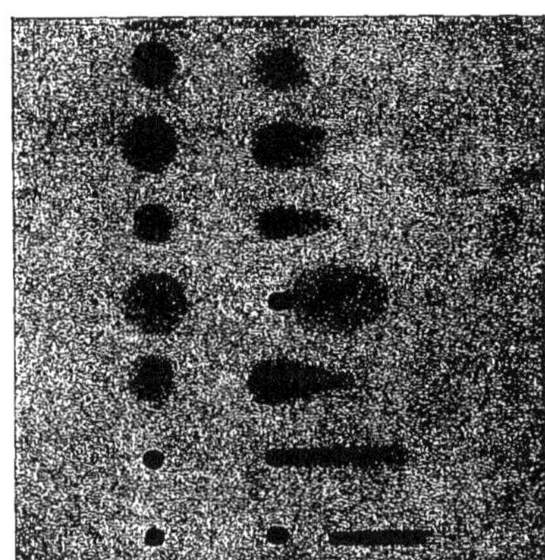

Fig. 29. — Résultats de l'expérience de Lenard.

Il disposa dans une caisse d'aluminium complètement close une plaque sensible dont il recouvrit la moitié droite par une feuille d'aluminium et la moitié inférieure par une feuille de quartz d'un demi-millimètre d'épaisseur, de telle sorte qu'un quart de la plaque était libre, un autre recouvert seulement par la lame d'aluminium, le troisième recouvert seulement par la lame de quartz et enfin le quatrième abrité par les deux feuilles d'aluminium et de quartz superposées ; après exposition aux rayons, restés cathodiques pour M. Lenard, mais qui, bien entendu, n'étaient autres que les rayons X d'aujourd'hui, la plaque fut développée et montra que l'ombre portée par l'aluminium était à peine tracée, tandis que celle de la lame de quartz était complète ; néanmoins la phosphorescence de l'air avait très faiblement impressionné la plaque à l'endroit protégé seulement par la feuille de cette dernière substance et la plaque sensible n'était tout à fait indemne que dans le dernier quart, couvert à la fois par les deux lames d'aluminium et de quartz.

M. Lenard ne sut pourtant pas tirer tout le parti voulu de ses importantes expériences : il se servit des rayons X, impressionna des plaques sensibles au travers de corps opaques, et laissa à M. Rœntgen l'honneur de leur découverte ; aussi ses expériences ne furent-elles connues que par une classe restreinte de personnes se préoccupant des questions scientifiques et n'eurent qu'un retentissement très limité ; combien doit-il regretter son manque de perspicacité devant l'extraordinaire popularité des rayons Rœntgen !

M. E. Wiedemann, dans des expériences décrites en 1895, s'approcha également beaucoup de la retentissante découverte de M. Rœntgen : il découvrit dans les radiations émises d'un tube à vide ou même d'une étincelle électrique deux sortes de rayons nettement différents, les uns traversant facilement une lame de quartz ou de spath fluor et les autres ne pouvant percer ces mêmes corps ; s'il avait eu l'idée de répéter son expérience en remplaçant les lames de quartz et de spath fluor par des feuilles de corps opaques : il eût été fatalement conduit à la découverte des rayons X. M. Lenard détermina les caractères principaux des deux sortes de rayons, mais ne sut pas suffisamment les différencier ; M. Wiedemann, au contraire, les différencia nettement, mais ne sut pas suffisamment approfondir l'étude de leurs remarquables caractères ; ces recherches se complètent mutuellement et leur fusion aurait procuré le succès.

M. Cornu, en 1880, puis M. Chardonnet, en 1882, avaient déjà montré la propriété qu'ont les rayons ultra-violets de traverser des dépôts métalliques très minces, mais absolument opaques aux rayons lumineux ; M. Chardonnet put ainsi photographier l'arc électrique à travers une lame de crown-glass argenté sur une de ses faces et ne laissant filtrer aucun rayon lumineux ; il put aussi obtenir, avec une pose de quinze minutes, à travers un obturateur semblable, la photographie d'une statue de marbre blanc vivement éclairée par la lumière solaire.

Enfin, en 1886, MM. Boudet et Tommasi purent impressionner des plaques sensibles à l'aide de l'effluve électrique invisible produite par une machine statique de Holtz.

CHAPITRE SECOND

LES RAYONS X. — Expériences du docteur Rœntgen. — Nous voici enfin arrivés aux rayons X et nous espérons que le lecteur ne nous reprochera pas notre long historique, dont l'importance excuse le développement.

Comme presque toujours, un hasard fut cause de la découverte des rayons X par M. Rœntgen, ce qui d'ailleurs ne fait rien perdre à son mérite ; car, si le hasard des expériences met quelquefois sur la trace d'une importante découverte, on ne peut la réaliser qu'en sachant en tirer les déductions et les conséquences qui en découlent et que l'ignorant laisserait perdre.

M. Rœntgen remarqua donc que des paillettes de platinocyanure de baryum devenaient fluorescentes au voisinage d'un tube de Crookes complètement enfermé dans une boîte de carton noir absolument opaque aux rayons lumineux et aux radiations ultra-violettes connues ; il en conclut l'existence de radiations spéciales, capables de traverser certains corps opaques, et il rechercha les corps qui se montraient transparents pour ces nouveaux rayons, qu'il qualifia par la suite de rayons X à cause de leur inexplication théorique. Il constata que le platinocyanure de baryum devenait encore légèrement fluorescent sous l'action des nouveaux rayons, au travers d'un volume de mille pages, d'une planche de bois de plusieurs centimètres d'épaisseur, de deux jeux de cartes, d'une feuille d'aluminium de quinze millimètres, d'une lame de platine de deux millimètres, de feuilles de plomb, de cuivre, d'argent, etc., ce qui démontrait d'une manière absolue qu'on se trouvait bien en face d'un agent encore inconnu.

M. Rœntgen constata donc d'abord que la plupart des corps, considérés jusqu'ici comme absolument opaques à toutes les radiations lumineuses ou chimiques, se laissaient plus ou moins traverser par les nouveaux rayons et que leur transparence semblait trouver un facteur important, quoique non absolu, dans leur densité ; il dressa ainsi le tableau suivant, montrant les épaisseurs relatives qu'il faut donner à certains métaux pour obtenir une même absorption des rayons :

	Épaisseur en m/m.	Épaisseur relative.	Densité.
Platine	0,018	1	21,5
Plomb.	0,050	3	11,3
Zinc.	0,100	6	7,1
Aluminium	3,500	200	2,6

On voit par ces chiffres que l'opacité n'est pas proportionnelle à la densité et augmente beaucoup plus rapidement que cette dernière ne décroît : ainsi l'aluminium, dont la densité n'est pas dix fois moindre que celle du platine, se montre deux cents fois plus transparent que lui.

M. Rœntgen a ensuite constaté que les rayons X n'étaient pas visibles pour l'œil humain, soit par suite de l'insensibilité de la rétine ou de l'opacité du cristallin ; il n'a pas pu leur faire produire une action calorifique qui, quoique devant nécessairement exister, est sans doute trop faible pour être décelée.

Il remarqua ensuite que ces rayons se propageaient rigoureusement en ligne droite et ne semblaient subir aucune déviation dans leur passage au travers de prismes de matière quelconque ; d'autre part, leur réflexion à la surface des corps est, si elle existe, extrêmement faible ; ces deux propriétés peuvent très facilement être démontrées en faisant traverser aux rayons une couche d'un corps pulvérisé qui ne se montre pas plus opaque que la même épaisseur du même corps en bloc compact ; or on sait que chaque grain de la matière pulvérisée constitue à la fois un prisme et un miroir qui disperseraient dans tous les sens des rayons susceptibles d'être réfractés et réfléchis.

M. Rœntgen pense que les rayons X se produisent à l'endroit où les rayons cathodiques viennent frapper la paroi du tube à vide et qu'ils sont absolument distincts de ces derniers rayons, dont ils se différencient principalement par leur insensibilité à l'action de l'aimant.

Enfin, il étudia l'action des rayons qu'il venait de si heureusement découvrir sur les préparations sensibles et obtint les curieux résultats qui ont eu le grand retentissement que l'on connaît. Pour les opérations photographiques, la propriété des rayons X de traverser facilement le bois et le carton devient particulièrement utile et commode, car il n'est pas nécessaire d'ouvrir le volet du châssis contenant la plaque sensible, ce qui permet d'opérer en pleine lumière ; il est vrai que, d'un autre côté, il faut prendre bien soin de ne pas laisser les boîtes contenant les plaques au voisinage des tubes de Crookes en fonctionnement, ce qui les voilerait d'une façon irrémédiable.

Nous reviendrons plus loin sur les résultats obtenus par la méthode photographique, qui est basée sur les différences de transparence des divers corps aux rayons X, d'où il résulte des ombres plus ou moins épaisses qui peuvent être fixées sur une plaque sensible ; la photographie d'objets au travers de corps opaques ou des os de la main à travers les chairs est ainsi possible.

M. Rœntgen ne put déterminer de façon précise si l'action des rayons X sur les préparations sensibles est directe ou n'est due qu'à une fluorescence de la matière sensible ou de son support ; il ne put non plus déterminer la nature de ces radiations qui l'ont rendu si célèbre et qu'il appela rayons X faute de pouvoir les désigner par un nom expliquant mieux leur nature.

Pourtant il émit une hypothèse qu'il nous paraît intéressant de transcrire en entier :

Hypothèses sur la nature des rayons X.— Voici, en effet, comment M. Rœntgen termine son mémorable mémoire présenté dans une séance de la Société physico-médicale de Würtzbourg (1) :

« Que sont donc ces rayons ? Puisque ce ne sont pas des rayons cathodiques, on pourrait supposer, d'après leur faculté de produire la fluorescence et l'action chimique, qu'ils sont dus à la lumière ultra-violette. Un ensemble imposant de preuves est en contradiction avec cette hypothèse. Cette lumière nouvelle possède, en effet, les propriétés suivantes :

« *a*. Elle ne se réfracte pas en passant de l'air dans l'eau, dans le sulfure de carbone, l'aluminium, le sel gemme, le verre ou le zinc.

« *b*. Elle ne peut se réfléchir régulièrement à la surface des mêmes corps.

« *c*. Elle n'est polarisée par aucun des milieux polarisants ordinaires.

« *d*. Elle est absorbée par les différents corps, surtout en raison de leur densité.

« Ce qui revient à dire que les nouveaux rayons doivent se comporter tout autrement que les rayons visibles ou infra-rouges et les rayons ultra-violets déjà connus. Cela paraît assez invraisemblable pour que j'aie cherché à faire une autre hypothèse.

« Il semble y avoir une sorte de relation entre les nouveaux rayons et les rayons lumineux ; tout au moins la production d'ombre, de fluorescence et d'actions chimiques semble l'indiquer. Or on sait depuis longtemps qu'en outre des vibrations qui rendent compte des phénomènes lumineux, il est possible que des vibrations longitudinales se produisent dans l'éther ; certains physiciens pensent même que ces vibrations doivent exister. Toutefois, il faut convenir que leur existence n'a jamais été mise en évidence et que leurs propriétés n'ont pas été établies par l'expérience. Ces nouveaux rayons ne devraient-ils pas être attribués à des ondes longitudinales de l'éther ?

« Je dois avouer qu'à mesure que je poursuivais ces recherches, je me suis accoutumé de plus en plus à cette idée et je me permets de l'énoncer, sans me dissimuler que l'hypothèse demande à être établie plus solidement. »

A côté de cette hypothèse du docteur Rœntgen, il nous semble très intéressant de citer l'explication toute différente développée par le savant américain M. Tesla, dans le *Scientific American* (2).

M. Tesla, que ses remarquables travaux sur les courants à hautes fréquences, dont nous parlons plus loin, ont rendu célèbre, reprend la théorie du bombardement moléculaire de Crookes et l'applique en partie aux rayons X ; voici, d'ailleurs, comme il s'exprime :

« Il est peu douteux, aujourd'hui, qu'un courant cathodique dans un tube soit composé de petites particules de matière lancées de l'électrode avec une grande vitesse. La vitesse probable réalisée justifie pleinement les effets mécaniques et calorifiques produits par le faisceau contre la paroi du tube ou de l'obstacle qu'il rencontre. Il est d'ailleurs reconnu que les lambeaux de matière projetés agissent comme des corps non élastiques, comme d'innombrables boulets infinitésimaux. On peut montrer que la vitesse du courant peut atteindre 100 kilomètres à la seconde et même plus. La matière se mouvant avec une telle vitesse doit sûrement pénétrer à une grande profondeur dans les obstacles qu'elle rencontre, si les lois de la mécanique sont applicables au courant cathodique.

(1) Extrait de l'intéressant ouvrage de M. Ch.-Ed. Guillaume, *Les Rayons X*, où nous avons puisé de nombreux renseignements. Les lecteurs qui s'intéressent particulièrement à cette question la trouveront complètement et scientifiquement développée dans ce livre.

(2) Nous extrayons la traduction du passage cité d'un article de M. Jougla paru dans le numéro de *La Vie scientifique* du 7 novembre 1896.

« La matière composant le courant cathodique est réduite à une force primaire jusqu'ici encore inconnue, car de telles vitesses et des chocs aussi violents n'ont probablement jamais été étudiés ni même réalisés avant que ces manifestations extraordinaires aient été observées. Le point important signalé d'abord par Rœntgen et confirmé par les recherches subséquentes, à savoir qu'un corps est d'autant plus opaque aux rayons qu'il est plus dense, ne saurait s'expliquer d'une façon plus satisfaisante que par la théorie considérant ces rayons comme des courants de matière.

« Cette relation entre l'opacité et la densité est de toute importance quant à la nature des rayons, car elle n'existe pas pour les vibrations lumineuses et ne devrait pas, par conséquent, être trouvée à un degré aussi marqué, et dans toutes les conditions, pour des vibrations similaires aux vibrations lumineuses et de fréquence à peu près pareille. Une preuve décisive de l'existence de courants matériels est fournie par la formation d'ombres dans l'espace à une certaine distance du tube. Ces ombres ne sauraient être fournies dans les conditions décrites que par des courants de matière. »

Cette hypothèse de M. Tesla nous semble bien risquée, et il est bien téméraire de l'émettre lorsque, quoi qu'il en dise, la théorie du bombardement moléculaire appliquée aux seuls rayons cathodiques est fortement attaquée et battue en brèche ; cette théorie semble en effet infiniment moins probable lorsqu'on l'étend aux rayons X. Aussi, est-ce surtout la renommée de son auteur qui donne un certain intérêt à cette hypothèse de M. Tesla, et nous trouvons assez invraisemblable la nouvelle application qu'il propose, en s'appuyant sur sa théorie, et qui consiste à faire pénétrer des matières médicamenteuses dans le corps humain au moyen des rayons X.

Enfin, citons, pour terminer cette partie trop théorique et aride, une troisième hypothèse qui semble faire de très grands progrès et qui consiste à assimiler tout simplement les rayons X à des radiations en tous points analogues à la lumière ordinaire et formées de rayons hyper-ultra-violets de très grande fréquence et de très courte longueur d'onde. Parmi les partisans de cette dernière théorie figurent MM. C. Raveau, Ch.-Ed. Guillaume et Charles Henry ; ce dernier trouve l'explication des rayons cathodiques dans la combinaison des deux théories de Crookes et de Goldstein : pour lui, ces rayons peuvent être considérés comme des rayons ultra-ultra-violets compliqués de convection de matière.

Quoi qu'il en soit, aucune des hypothèses émises n'est assez probante en elle-même et ne repose sur des bases suffisamment précises pour s'imposer à tous ; jusqu'ici les rayons X n'ont donc pas usurpé leur nom et il reste une inconnue, un grand X, qui se dresse devant le monde savant et réclame une solution nette, claire et suffisamment prouvée pour être acceptée par tous et ne plus connaître d'adversaires.

Propriétés des rayons X. — Les premières expériences qui furent faites en France sur les rayons X sont dues à M. Gaston Seguy et ont été effectuées au laboratoire de M. Le Roux, à l'École de Pharmacie. M. Seguy, que nous tenons à remercier ici pour les nombreux renseignements qu'il a eu la complaisance de nous fournir, a obtenu tout de suite de bons résultats ; les figures 30 et 31 représentent deux des premières radiographies qu'il a prises avec des poses de 36 et 40 minutes ; ce sont d'ailleurs les premières photographies radiographiques qu'il obtint qui furent communiquées le 20 janvier à l'Académie des Sciences par M. Poincaré en même temps que M. Lippmann présentait en son nom un ballon de Crookes perfectionné que nous décrirons plus loin.

Aussitôt l'impulsion donnée par ces premières et brillantes expériences, les recherches se multiplièrent de toutes parts ; savants, professeurs, amateurs de tous les pays s'acharnèrent après cette intéressante et passionnante question ; malgré cela l'X n'est pas encore résolu, la nature de ces rayons reste problématique ; mais, en revanche, leurs propriétés ont été étudiées à fond et leurs applications ont fait de bien grands progrès.

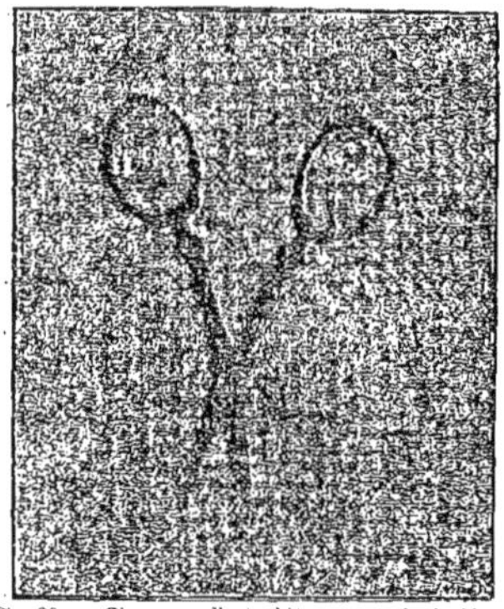

Fig. 30. — Ciseaux radiographiés entre trois doubles de papier noir, par M. G. Seguy.

Nous allons donc maintenant exposer rapidement les principales propriétés des rayons X trouvées dans les nombreuses recherches qui se succédèrent depuis les expériences de Rœntgen.

Il est d'abord un point qui semble établi définitivement et qui ne rencontre plus d'opposition, c'est la nette différenciation des rayons X et des rayons cathodiques ; on avait d'abord cru que les rayons émis par la cathode pouvaient être de deux natures, les uns arrêtés par la paroi du tube, les autres filtrant seuls au travers et constituant les rayons X ; mais l'action de l'aimant, qui dévie à la fois les rayons cathodiques à l'intérieur du tube et les rayons X à l'extérieur, semble démontrer d'une façon absolue que le point d'émission de ces derniers se trouve, non sur la cathode, mais sur la paroi même du verre à l'endroit où se trouvent projetés les rayons cathodiques ; en effet, les rayons X n'étant pas déviés par l'aimant, leur direction ne pourrait être changée par celui-ci si leur départ avait lieu directement de la cathode ; s'ils sont au contraire produits par l'action des rayons cathodiques sur la paroi du tube, on comprend parfaitement que la déviation de ces derniers par l'aimant détermine un changement dans l'endroit de la formation et par suite dans la direction des rayons X.

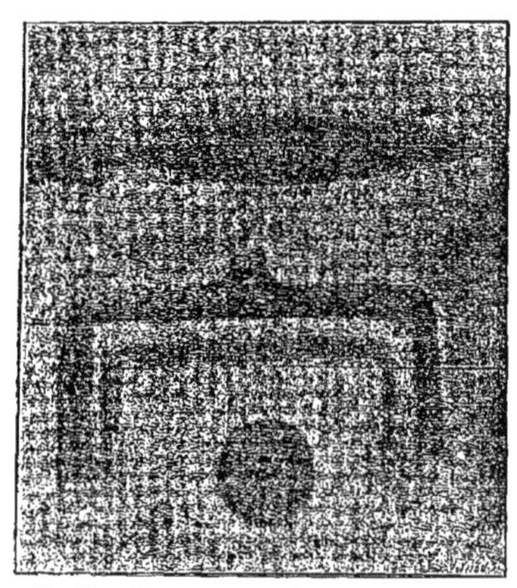

Fig. 31. — Liseuse et porte-monnaie renfermant une pièce, radiographiés par M. Seguy.

M. de Metz a pris directement une série de radiographies dans une ampoule spéciale formée de deux moitiés s'adaptant par des parties rodées à l'émeri et pouvant recevoir un petit châssis en ébonite contenant une pellicule sensible ; il put ainsi obtenir des épreuves semblables à celles réalisées extérieurement et en conclut une similitude de propriétés entre les rayons cathodiques et les rayons X ; mais ces résultats peuvent être expliqués simplement par la formation de rayons X à l'endroit où les rayons cathodiques rencontrent le couvercle du châssis qui forme anticathode.

M. Rœntgen avait déjà trouvé, et l'on a vérifié depuis, que l'intensité des effets des rayons X diminue en raison du carré de la distance, non à partir de la cathode, mais à partir de la paroi intérieure du tube, ce qui est une nouvelle preuve que ce dernier endroit est bien leur point d'émission ; enfin, certains opérateurs arrivèrent à la même déduction en radiographiant une série de clous ou d'épingles plantés verticalement dans une plaque de liège et permettant par leurs ombres portées de déterminer le point d'émission des rayons X.

Cette constatation est de la plus grande importance, non seulement pour la théorie explicative des rayons X, mais aussi pour celle des rayons cathodiques qui, comme on l'a déjà vu, ont encore une origine des plus discutées ; il est évident que, si c'étaient les rayons cathodiques qui traversaient la paroi de verre et se propageaient dans l'atmosphère extérieure, la théorie du bombardement moléculaire de Crookes serait définitivement anéantie (1), tandis que, si les deux sortes de rayons sont distinctes, on peut très bien leur attribuer une nature différente, les rayons cathodiques restant moléculaires et les rayons X étant d'origine vibratoire.

Certains observateurs, entre autres MM. Galitzine et Karnojitzky, ont prétendu avoir rencontré dans quelques cas un centre d'émission de rayons X d'origine anodique ; ce fait est d'ailleurs contesté et attribué par beaucoup à de simples erreurs d'expérience ; les mêmes opérateurs ont cru remarquer une très légère polarisation des rayons X au passage de plusieurs plaques minces croisées de tourmaline.

Nous avons déjà vu que M. Rœntgen avait constaté la propagation rectiligne des rayons X, qui ne semblent subir aucune action sensible de réflexion ni de réfraction en rencontrant ou traversant un corps quelconque ; les nombreuses expériences faites depuis sur cette remarquable propriété sont assez contradictoires, quelques-unes semblant démontrer une légère réflexion partielle et une réfraction très faible (M. Perrin a trouvé pour l'aluminium un indice de réfraction égal à 0,9996 ; cet indice étant plus petit que l'unité, il faudrait donc des lentilles d'aluminium concaves pour concentrer les rayons X) ; en tous cas, cette réflexion et cette réfraction sont tellement faibles qu'elles deviennent négligeables.

L'absence de réflexion des rayons X est encore un caractère qui les distingue des rayons cathodiques, qui, suivant certains observateurs, se réfléchissent parfaitement, comme semble le démontrer l'ampoule à étoile de M. Seguy, que nous décrirons plus loin (2).

La non-réfraction, ou du moins le très faible indice de réfraction, des rayons X est une de leurs propriétés les plus importantes ; car, s'il en était autrement, il serait impossible de les utiliser à la production des si jolies radiographies que tout le monde connaît, et dont les reproductions contenues dans notre ouvrage donnent une idée ; on sait, en effet, que ces radiographies ne sont que des ombres portées sur la plaque sensible : or il est bien évident que, si les rayons X étaient réfractés en traversant les sujets à radiographier, les ombres obtenues seraient absolument déformées, comme le sont les ombres des corps transparents aux rayons lumineux.

Les rayons X ne présentent pas non plus d'une façon sensible les phénomènes d'interférence et de polarisation. Ils ont la curieuse propriété de décharger les corps électrisés sur lesquels ils tombent, comme l'ont presque simultanément démontré MM. Benoist et Hurmuzescu, à Paris, M. Dufour, à Lausanne, et M. J.-J. Thomson, à Cambridge ; cette décharge a lieu plus rapidement pour une charge négative que pour une charge positive ; un électroscope à feuilles d'or est immédiatement déchargé sous leur action et donne un moyen très sensible et rapide de divulguer leur présence.

L'électroscope à feuilles d'or dont la figure 32 représente le modèle classique de MM. Ducretet et Lejeune, est principalement formé d'une cloche de verre C dans laquelle deux petites feuilles d'or ou d'aluminium se trouvent suspendues à une tige métallique

(1) Nous avons pourtant vu plus haut que tel n'est pas l'avis de M. Tesla, qui attribue aux rayons X comme aux rayons cathodiques une origine moléculaire.

(2) Nous verrons pourtant plus loin que cette réflexion des rayons cathodiques ne nous semble pas suffisamment prouvée.

terminée par une boule extérieure B ; lorsque cette boule B se trouve chargée d'électricité par influence ou par contact, les feuilles F se chargent d'électricité de même nom, se repoussent et forment entre elles un angle plus ou moins grand, suivant l'état de la charge ; sur notre gravure, la partie coulissante T, qui communique avec le sol, est destinée à augmenter pour une même valeur de charge la déviation des feuilles ; les rayons X, ayant la propriété de décharger les corps électrisés, provoquent la décharge et par suite la chute des feuilles d'or ou d'aluminium de l'appareil.

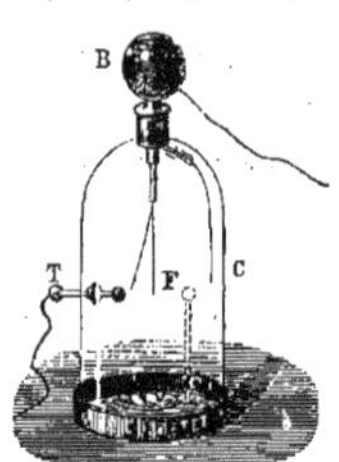

Fig. 32.
Électroscope à feuilles d'or.

M. Chabaud a construit, sur les indications de M. Hurmuzescu, un électroscope particulier spécialement disposé pour l'étude des rayons X ; cet appareil, représenté par notre figure 33, se compose d'une boîte métallique rectangulaire présentant sur ses deux parois opposées deux ouvertures circulaires qui peuvent être fermées par deux lames de verre fixées dans une coulisse ; ces plaques de verre sont prises de couleur blanche pour les expériences ordinaires et de couleur jaune foncé lorsqu'il s'agit de projeter les résultats de l'expérience sur un écran : dans ce cas, le verre jaune a pour but d'empêcher l'instrument de se décharger sous l'action des rayons violets émis par la source de lumière de l'appareil de projection, comme l'a démontré M. Branly. La troisième paroi de la boîte métallique est presque entièrement ouverte et possède une coulisse rectangulaire à ressorts pouvant recevoir des lames de nature et d'épaisseur quelconques, ce qui permet d'étudier la décharge des feuilles d'or par les rayons X au travers de parois de substances différentes et de rechercher la perméabilité de divers corps pour les rayons de Rœntgen ; pour obtenir le maximum de sensibilité, on emploie une feuille très mince d'aluminium qui, comme on sait, est très perméable aux nouvelles radiations. Les feuilles d'or, qui ne présentent rien de particulier, sont fixées dans une petite charnière en étain, qui est elle-même serrée par un écrou dans l'extrémité inférieure fendue de la tige de charge ; celle-ci traverse la paroi supérieure au travers d'un bouchon isolant et se termine extérieurement par une boule métallique ; la partie supérieure peut être recouverte par un couvercle cylindrique creux, représenté sur la droite de notre gravure ; enfin, une borne placée sur la paroi supérieure de la boîte métallique permet de mettre celle-ci en communication avec la terre. Les lames de verre jaune et rouge employées pour fermer les deux côtés de la boîte étant conductrices, on peut considérer la cage extérieure dans son ensemble comme entièrement conductrice, ce qui présente l'avantage de mettre l'instrument à l'abri de toute modification électrique extérieure, modification qui pourrait, dans certains cas, devenir importante si, par exemple, l'électroscope se trouvait dans le voisinage d'une machine électrostatique en action.

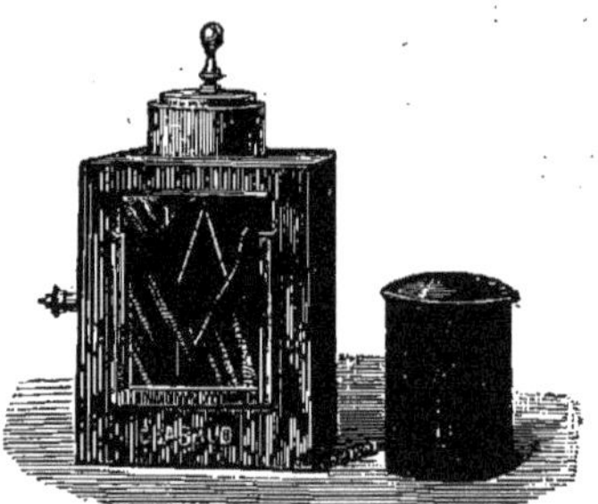
Fig. 33. — Électroscope Hurmuzescu-Chabaud.

Cet appareil peut être employé pour l'essai des ampoules et la détermination du temps de pose en radiographie : il suffit pour cela de placer l'ampoule à une distance exactement définie de la paroi d'aluminium de l'électroscope et de noter le temps que mettent à se décharger les feuilles d'or chargées à un potentiel connu ; avec des tubes en bon état placés à 50 centimètres, l'électroscope, chargé à son maximum, doit se décharger en moins d'une seconde avec un tube Colardeau dernier modèle et en moins de quatre secondes avec un tube Focus.

MM. Ducretet et Lejeune construisent également des électroscopes spécialement disposés pour l'étude des rayons X et représentés par notre figure 34 ; l'appareil figuré sur la gauche de la gravure a été d'abord construit sur les indications de M. Branly pour ses expériences sur la déperdition des deux électricités dans l'éclairement par des radiations très réfrangibles ; cet électroscope, renfermé dans une boîte métallique C, peut être à deux ou trois feuilles d'or ou d'aluminium ou encore à deux feuilles *f*, *f'*, séparées par une lame rigide *t*; l'ouverture O est fermée par une glace V maintenue par une double rainure et qui doit être en verre jaune lorsque la position des feuilles doit se voir en projection, de manière à éviter, comme on l'a déjà vu dans l'appareil précédent, la décharge sous l'action des rayons violets ; la tige T, passant dans la douille S et supportant à l'une de ses extrémités les feuilles mobiles et à l'autre la boule de charge B, est soigneusement isolée par un isolant spécial I, dû à M. Palmièri et appelé pécite ; la boule de charge est recouverte d'une cage de garde métallique L, imaginée par M. Boudreaux, et portant une ouverture D pouvant être fermée par un disque d'aluminium A*l* ou par un disque de substance et d'épaisseur quelconques : c'est par cette ouverture que se réalise l'action déchargeante des rayons X ; enfin, les boules de décharge G, G' peuvent ou non être reliées avec la terre. L'appareil de droite de notre gravure est constitué par un électroscope classique à cloche de verre muni de la boîte de garde supérieure L ; cette boîte de garde peut prendre la forme sphérique indiquée sur la gauche de la figure.

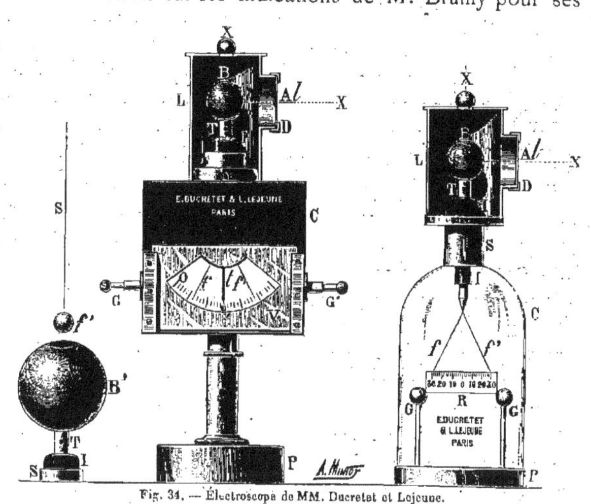

Fig. 34. — Électroscope de MM. Ducretet et Lejeune.

On charge ordinairement l'électroscope à l'aide d'un diélectrique quelconque : verre, ébonite, résine, cire, etc., préalablement chargé d'électricité par frottement ; mais M. A. Buguet indique un moyen beaucoup plus commode lorsqu'on dispose d'une bobine de Ruhmkorff, comme c'est le cas dans les expériences sur les rayons X : il suffit de mettre en communication électrique l'une des bornes du circuit secondaire avec la boule de charge de l'électroscope, puis d'effectuer à la main une série d'interruptions du courant inducteur jusqu'au moment où l'on juge suffisant l'écartement des feuilles d'or ou d'aluminium, écartement qui peut ainsi être très exactement réglé.

La rapidité de décharge des corps électrisés par les rayons X dépend et de la nature du corps et de celle du milieu ambiant ; d'après MM. Benoist et Hurmuzescu, elle est proportionnelle à la racine carrée de la densité du gaz dans lequel se trouvent plongés les corps électrisés, qui se déchargent d'autant plus rapidement qu'ils sont moins transparents aux rayons X.

MM. J.-J. Thomson et Rœntgen ont pu décharger des corps électrisés au moyen d'un simple courant d'air préalablement traversé par des rayons X, et M. Villari a constaté que la rapidité de décharge était diminuée lorsqu'on restreignait la surface de contact du corps électrisé avec l'air en le recouvrant partiellement de paraffine.

M. Perrin a démontré que les rayons X peuvent égaliser les potentiels de deux conducteurs même sans les rencontrer et qu'il suffit pour cela qu'ils coupent des lignes de force allant de l'un à l'autre. M. Guillaume, avec MM. Perrin, J.-J. Thomson et Villari, explique ce phénomène par la décomposition, sous l'action des rayons X, des molécules gazeuses en leurs ions chargés d'électricité ; ces ions suivent les lignes de force, les anions dans le sens positif et les cathions dans le sens négatif, et déchargent ainsi les deux conducteurs en présence par une véritable danse électrique des ultimes particules de la matière.

M. A. Righi croit que les rayons X fournissent aux diélectriques, quel que soit leur état initial, une charge d'électricité positive, et, pour le démontrer, il projette une ombre radiographique sur une lame d'ébonite placée entre une armature d'étain communiquant avec l'un des plateaux d'un condensateur à air relié à la cathode de l'ampoule et une lame d'aluminium en communication avec le sol ; l'anode du tube est également reliée au sol ; après quelques minutes de pose, on retire la plaque d'ébonite et l'on y projette un mélange de soufre et de minium qui, s'attachant aux parties électrisées, trace l'ombre de l'objet ; un mélange de talc et de bioxyde de manganèse donne un résultat identique, mais ressemblant mieux à une épreuve photographique. MM. Oumoff et Samoiloff ont obtenu des résultats semblables avec un mode opératoire un peu différent.

MM. Gossart et Chevallier constatèrent qu'un radiomètre mis en mouvement par une chaleur étrangère s'arrête sous l'influence des rayons X après une série d'oscillations pendulaires ; mais M. J.-R. Rydberg conclut des expériences qu'il répéta sur ce sujet que ce phénomène est dû à l'influence de la couche d'électricité positive, répandue à la surface extérieure de l'ampoule, sur les ailettes métalliques du radiomètre et n'a rien à voir avec les rayons X eux-mêmes.

On a vu que les rayons X restent insensibles à l'action des aimants ; toutefois M. A. Lafay constata qu'ils pouvaient subir une certaine déviation sous l'influence d'un champ magnétique puissant, s'ils ont auparavant traversé une mince lame métallique électrisée, et attribue ce phénomène à un léger changement dans la nature des rayons.

La propriété la plus caractéristique des rayons X réside évidemment dans leur faculté de traverser la plupart des corps réputés, avant leur découverte, comme absolument opaques à toutes les radiations lumineuses ou chimiques ; le grand retentissement qu'ils ont rencontré et presque toutes leurs applications actuelles découlent de cette propriété. Les corps les plus transparents aux rayons X sont les suivants : le liège, le bois, le papier et le carton, les chairs et les muscles, le charbon, l'aluminium, la gélatine, le celluloïd, le cuir, et en général tous les corps de faible densité et d'origine organique ; les plus opaques sont au contraire les corps lourds d'origine minérale, comme le platine, le verre, la porcelaine, le graphite, le plomb, le zinc, le laiton, etc.

MM. Battelli et Garbasso ont vérifié, par une méthode spéciale basée sur la comparaison photométrique des clichés radiographiques, la loi, déjà émise par M. Rœntgen : que la transparence des différents corps aux rayons X est en raison inverse de leur densité et réciproquement. Les quelques exceptions que l'on rencontre à cette règle peuvent s'expliquer, d'après C. Henry, par des phénomènes de luminiscence.

MM. Bleunard et Labesse ont reconnu que l'opacité des solutions salines aux rayons X semblait croître avec les poids atomiques du métal et du métalloïde ; en se servant d'encre additionnée de bromure de potassium, ils ont pu reproduire lisiblement une lettre mise sous enveloppe.

D'après M. C. Henry, la loi d'absorption des rayons X par les corps qu'ils traversent est toute différente de celle des rayons lumineux ordinaires ; la lumière suit une loi très rapide d'extinction : par exemple, s'il passe après un mètre d'épaisseur la moitié de la lumière incidente, après deux mètres il passera la moitié de cette moitié, c'est-à-dire le quart ; après trois mètres, la moitié de ce quart, c'est-à-dire le huitième, et ainsi de suite ; au contraire, les rayons X ne sont absorbés que sensiblement en raison directe de l'épaisseur : si, après un mètre, il passe la moitié de ces rayons, après deux mètres il en passera le quart, après trois mètres le sixième, etc. (1).

Comme nous l'avons déjà vu, les rayons X illuminent par leur action un grand nombre de substances luminiscentes, particulièrement le platinocyanure de baryum qui les fit découvrir, ainsi que le platinocyanure de potassium, environ douze fois plus sensible, les sels de chaux additionnés des sels correspondants de manganèse, le tungstate de calcium indiqué par Edison, le platinocyanure de calcium, les carbonates de magnésie et de chaux, les sulfures de zinc, de calcium, de strontium, de baryum, le sulfate double d'urane et de potasse, le fluorure double d'uranyle et d'ammonium, etc.

Cette propriété a été utilisée, comme nous le verrons plus loin, pour rendre directement visibles à l'œil humain les ombres portées par les corps plus ou moins transparents intercalés sur le parcours des rayons X.

Enfin les rayons X agissent, comme nous le savons, sur les préparations sensibles de la même façon que les rayons lumineux ; mais on ne sait encore d'une manière formelle si leur action est directe ou s'ils n'agissent que par la fluorescence qu'ils développent sur le support de la matière sensible. MM. Eder et Valenta, de Vienne, ont trouvé que les plaques au collodion sont insensibles aux rayons X, ce qui semblerait prouver que le support a une influence prépondérante et que l'action est indirecte ; mais, d'un autre côté, M. R. Colson a trouvé que le support n'avait aucune influence et que les rayons agissaient bien directement sur la préparation sensible.

D'autre part, plusieurs observateurs, entre autres MM. Winkelmann et Straubel, ont constaté qu'un grand nombre de corps frappés par les rayons X deviennent à leur tour un centre d'émission de nouvelles radiations possédant une partie des propriétés des rayons X ; le spath-fluor, par exemple, possède à un haut degré cette propriété et produit, sous l'action des radiations découvertes par M. Rœntgen, des rayons d'une autre espèce et très actiniques ; ces recherches tendraient à démontrer que l'action des rayons X sur les préparations sensibles est indirecte et produite par l'intermédiaire d'une première transformation provoquée par le support de la couche sensible, ce qui expliquerait la grande importance attribuée par plusieurs opérateurs à la nature de ce support.

Se basant sur ces recherches, M. Guillaume croit que l'augmentation des effets et de la rapidité de pose en radiographie doit principalement être recherchée par l'emploi de corps produisant la transformation des rayons dans les meilleures conditions possibles.

(1) M. Charles Henry, *Les rayons Rœntgen.*

Les rayons X ne sont pas tous identiques entre eux ; mais, comme les rayons lumineux, leur nature et leurs propriétés varient légèrement, suivant les conditions de leur production, la forme des tubes, l'intensité du courant excitateur, le degré du vide de l'ampoule, la nature de l'anticathode, etc. Ces variations dans la nature des rayons X produisent des différences très marquées dans la transparence et l'opacité plus ou moins grande des corps qui leur sont soumis : c'est ainsi que, lorsque le vide n'est pas suffisamment poussé, les rayons émis sont absorbés presque autant par la chair que par les os ; avec une raréfaction plus accentuée, les chairs deviennent beaucoup plus transparentes, et, par un vide encore plus parfait, les os eux-mêmes se laissent assez facilement traverser. On voit, d'après cela, l'importance que possède la source des rayons pour arriver à de bons résultats radiographiques ; pour obtenir des épreuves présentant le maximum d'intensité et de netteté, il faut opérer avec des ampoules possédant le degré de vide pour lequel la différence de transparence de la chair et des os aux rayons X produits est maxima ; il faudra, au contraire, employer un vide plus parfait lorsqu'on désirera avoir le détail intérieur des os, comme pour l'établissement du diagnostic de certaines maladies osseuses.

Nous allons maintenant, après avoir rapidement indiqué les diverses recherches analogues suscitées par la découverte de Rœntgen, nous occuper particulièrement de l'application des rayons X à la photographie des corps opaques qui présente un si grand intérêt et qui occupe actuellement sous le nom de radiographie une place importante de la science expérimentale.

Recherches diverses. — Nous avons déjà vu que plusieurs expérimentateurs avaient pu, avant la découverte de M. Rœntgen, obtenir, au moyen de sources lumineuses ordinaires ou de l'aigrette électrique, des résultats incomparablement moins puissants, mais présentant néanmoins une certaine analogie avec ceux donnés par les nouvelles radiations ; cette direction des recherches de certains physiciens a naturellement reçu un nouvel essor depuis la découverte des rayons X et il faut, pour être complet, dire quelques mots de ces expériences, qui, quoique présentant un intérêt secondaire, ne peuvent être entièrement négligées.

La lumière noire de M. G. Le Bon a d'abord eu un retentissement assez grand où, il est vrai, la critique tint la principale place ; le nom charlatanesque de lumière noire méritait bien d'ailleurs à son auteur cette petite leçon. M. G. Le Bon crut reconnaître l'existence de radiations spéciales, pouvant traverser des plaques métalliques épaisses, dans la flamme d'une simple lampe au pétrole ; quoique ces expériences fussent reprises avec succès par MM. Murat et Armaignac, il fut constaté par MM. Niewenglowski, Nodon, Antoine et Louis Lumière que les résultats obtenus ne résultaient que des chances d'erreur que présentait la disposition adoptée par M. Le Bon et que l'on n'obtenait aucun effet en se mettant soigneusement à l'abri de toute erreur d'expérience ; enfin, suivant M. d'Arsonval, les expériences ne réussissent que si l'on interpose entre la plaque sensible et la source lumineuse une lame de verre pouvant produire des rayons fluorescents.

M. G. Moreau répéta avec succès les expériences de MM. Tomasi et Boudet, dont on a parlé plus haut, et put obtenir des épreuves radiographiques en remplaçant le tube de Crookes par l'aigrette électrique produite entre une pointe reliée au pôle positif et un petit plateau rattaché au pôle négatif d'une forte bobine d'induction. Lorsque l'objet à radiographier et la plaque sensible étaient disposés perpendiculairement à la direction de l'aigrette, on n'obtenait aucun résultat et il fallait adopter une disposition parallèle à l'aigrette pour produire l'impression de la plaque.

MM. J. Robinet et A. Perret ont pu impressionner des plaques sensibles par l'effluve électrique produit entre deux plaques métalliques correspondant aux deux pôles d'une bobine de Ruhmkorff; ils placèrent une glace sensibilisée sous un cliché photographique dans une de ces boîtes de carton qui servent à l'emballage des plaques au gélatino-bromure, puis disposèrent la boîte sur une lame métallique de plomb communiquant à l'un des pôles d'une bobine d'induction donnant une étincelle de 10 centimètres de longueur, et dont l'autre pôle était relié à une plaque de cuivre placée sur le dessus de la boîte; après une pose d'environ treize minutes, la plaque est impressionnée et se développe parfaitement dans un bain d'énergie moyenne; les auteurs, qui prétendent s'être mis à l'abri de toutes les causes d'erreur, attribuent ce résultat à l'action des ondes électriques pouvant agir sur les matières chimiques d'une façon rigoureusement comparable aux ondes lumineuses (?)

M. G. d'Infreville publia, aussitôt après l'annonce de la découverte de M. Rœntgen, le résultat de recherches intéressantes auxquelles il se livrait depuis plusieurs années, et qui présentent une certaine analogie avec les résultats donnés par les rayons X et plus particulièrement par la fluoroscopie; le problème que se proposait de résoudre M. d'Infreville consistait à rendre visible pour un observateur un objet placé dans la plus profonde obscurité; il y parvint en éclairant l'objet avec des radiations ultra-violettes invisibles, produites par la lumière d'un arc électrique tamisée par un prisme et un écran, puis en rendant ces radiations visibles pour l'œil humain à l'aide d'un appareil formé d'une lentille de quartz réfractant sans grande absorption les rayons ultra-violets et venant former sur un écran une image rendue visible par la fluorescence d'une substance convenable, comme le sulfate de quinine ou le platino-cyanure de baryum.

Enfin, MM. Poincaré, Charles Henry, Niewenglowski, H. Becquerel et Troost constatèrent que les corps luminiscents émettaient des radiations pouvant traverser les corps opaques et présentant certaines analogies avec les rayons X.

Dès le mois de janvier, M. H. Poincaré disait, après avoir fait remarquer que le point d'émission des rayons X coïncidait avec la région de la paroi de l'ampoule qui présentait une brillante fluorescence : « Ne peut-on alors se demander si tous les corps dont la fluorescence est suffisamment intense n'émettent pas, outre les rayons lumineux, des rayons X de Rœntgen, quelle que soit la cause de leur fluorescence? Les phénomènes ne seraient plus alors liés à une cause électrique. Cela n'est pas très probable, mais cela est possible, et sans doute assez facile à vérifier. »

Ce fait intéressant, ainsi prévu par M. Poincaré, et d'une importance capitale pour l'explication théorique de la nature des rayons X, fut vérifié le mois suivant par M. Charles Henry, qui constata que, non seulement le rendement photographique des rayons X était de beaucoup augmenté par l'emploi du sulfure de zinc phosphorescent, mais que ce dernier corps rendu phosphorescent par la lumière du soleil ou du magnésium émettait des rayons susceptibles de traverser des corps opaques. M. Niewenglowski obtint des résultats analogues avec le sulfure de calcium et M. H. Becquerel à l'aide de cristaux de sulfate double d'uranium et de potassium qui émettaient encore des radiations après être restés du mois de mars au mois de novembre enfermés à l'abri complet de la lumière.

MM. G. Le Bon, C. Henry et R. Dubois constatèrent que les animaux qui, comme le ver luisant, émettent des lueurs phosphorescentes donnent également naissance à des radiations particulières pouvant impressionner une plaque photographique au travers de plusieurs feuilles de papier noir.

M. H. Becquerel a constaté que ces radiations émises par les corps phosphorescents ne possèdent qu'une partie des propriétés des rayons X; en effet ils subissent la réflexion sur les surfaces métalliques et le verre, ils se réfractent en traversant les mêmes corps et enfin sont sujets aux phénomènes de polarisation; ils se conduisent donc dans la plupart des cas comme les rayons ultra-violets et peuvent tout au plus être considérés comme tenant le milieu entre ces rayons ultra-violets et les rayons X; leur étude est d'ailleurs très incomplète et demande encore de nombreuses recherches.

Un phénomène se rapprochant plutôt de ces radiations phosphorescentes que des rayons X est celui observé par M. Ch.-V. Zenger en 1893 sur les bords du lac de Genève: cet opérateur, ayant remarqué que, longtemps après le coucher du soleil, le Mont-Blanc restait visible et illuminé par une lueur jaune verdâtre, assez semblable à celle de l'ampoule des tubes de Crookes en fonctionnement, eut l'idée de prendre une photographie après la disparition complète de toute lueur visible et put obtenir dans ces conditions, avec une pose de cinq minutes, une épreuve très nette; mais ceci ne peut évidemment avoir aucun rapport avec les rayons X proprement dits, puisqu'il serait impossible avec ceux-ci, qui se transmettent en ligne droite, ne se réfractent pas d'une façon sensible et ne traversent le verre qu'avec une extrême difficulté, d'obtenir une image quelconque en se servant d'un appareil et d'un objectif photographiques ordinaires.

CHAPITRE TROISIÈME

LA RADIOGRAPHIE. — Jusqu'ici la principale application des rayons X, celle d'où découlent presque toutes les autres, est incontestablement la production d'images photographiques au travers de corps absolument opaques aux différentes radiations lumineuses.

Le mot de photographie, qui signifie tracé par la lumière, ne pouvait évidemment convenir à une opération où aucune radiation lumineuse n'entrait en jeu et qui différait totalement comme disposition des opérations photographiques ordinaires, aussi le remplace-t-on par le mot plus juste et maintenant adopté par tous de radiographie.

On a vu que les rayons X avaient la curieuse propriété de traverser la plupart des corps opaques et qu'ils pouvaient venir impressionner une plaque sensible à travers ces corps; on a également vu que les différents corps ne se laissent pas traverser avec la même facilité et qu'ils présentent une transparence ou une opacité plus ou moins considérable, suivant leur densité et leur constitution; en règle générale, les corps légers et de nature organique sont relativement très transparents, tandis que les corps lourds et d'origine minérale sont ordinairement beaucoup plus opaques; il est évident que d'un autre côté, pour un même corps, la transparence sera d'autant plus grande qu'il se présentera sous une plus faible épaisseur et inversement.

On comprendra donc facilement qu'un objet quelconque, interposé entre une source de rayons X et une plaque sensible, portera sur cette dernière des ombres plus ou moins épaisses, suivant la nature et l'épaisseur de ses différentes parties; en conséquence, les rayons agiront avec une intensité différente sur les diverses portions de la plaque qui donnera au développement l'image de ces ombres portées.

Si, par exemple, on place sur une plaque sensible un objet formé d'une substance uniforme, mais présentant des différences d'épaisseur suffisamment prononcées, et que l'on expose le tout au rayonnement d'un tube de Crookes, on obtiendra au développement une image où les différences d'épaisseur seront représentées par des ombres plus ou moins accentuées. C'est ainsi que M. Radiguet put obtenir la très curieuse épreuve d'une médaille d'aluminium que représente notre figure 35 et dans laquelle apparaissent parfaitement les reliefs pourtant peu prononcés du motif.

Fig. 35. — Médaille d'aluminium. Épreuve de M. Radiguet.

Si l'on opère sur un objet composé de substances diverses, d'opacité différente, on pourra obtenir plus facilement encore une épreuve radiographique où seront indiquées par des ombres plus ou moins épaisses non seulement les différences d'épaisseur, mais encore les différentes substances qui composent l'objet.

En prenant, par exemple, une radiographie de la main, les chairs, qui sont très transparentes pour les rayons X, porteront à peine une légère ombre sur la plaque sensible, tandis que les os, de beaucoup plus opaques, trancheront nettement sur le reste de l'image. La figure 36, qui représente une très belle épreuve obtenue par le Dr Henri Van Heurck, directeur du Jardin botanique d'Anvers, avec les appareils de M. Radiguet, montre ce résultat.

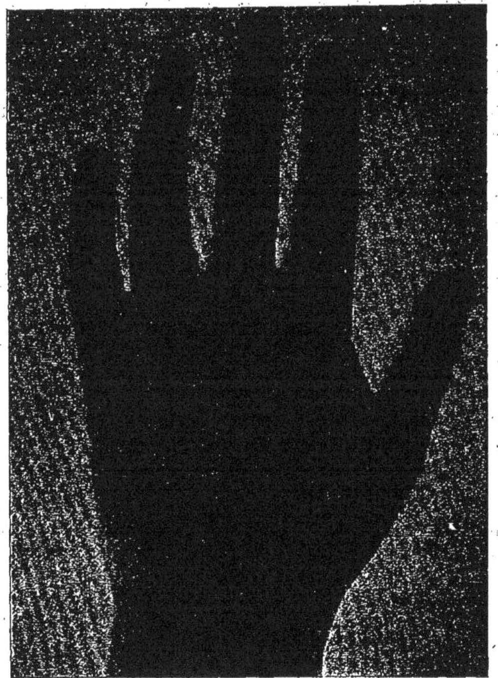

Fig. 36. — Radiographie de la main. Épreuve du Dr Henri Van Heurck.

Comme on le voit, la radiographie diffère totalement de la photographie, non seulement par les radiations utilisées, mais encore par la disposition de l'opération et les résultats obtenus; en photographie, on utilise les radiations lumineuses visibles pour l'œil humain, réfléchies par les objets à reproduire et recueillies par un objectif, on obtient comme résultat l'aspect extérieur de ces objets; en radiographie, au contraire, on utilise les radiations de nature inconnue émises par une ampoule à grand vide sous l'influence d'un courant électrique de haute tension, radiations invisibles pour l'œil, qui ne subissent aucune réflexion ni réfraction sensibles et donnent les ombres portées des objets qu'ils rencontrent : ces ombres plus ou moins accentuées, suivant l'épaisseur et la transparence des différentes parties des objets radiographiés, sont recueillies directement sur une plaque sensible et donnent des silhouettes absolument indépendantes du relief extérieur.

Pour obtenir une analogie quelconque entre la prise d'une photographie et celle d'une radiographie, il faudrait, pour obtenir la photographie, placer un objet semi-transparent à la lumière ordinaire sur une plaque sensible et exposer le tout à la lumière d'une source lumineuse quelconque : on obtiendrait de cette façon une silhouette plus ou moins confuse où les ombres seraient profondément déformées par les phénomènes de réfraction et de diffraction que subissent les rayons lumineux ordinaires. A ce sujet, nous avons déjà fait remarquer l'importance considérable, au point de vue radiographique, de l'absence complète ou du moins de la valeur absolument négligeable de ces phénomènes de réflexion, réfraction et diffraction pour les rayons X, ce qui permet d'obtenir des ombres portées d'une très grande netteté.

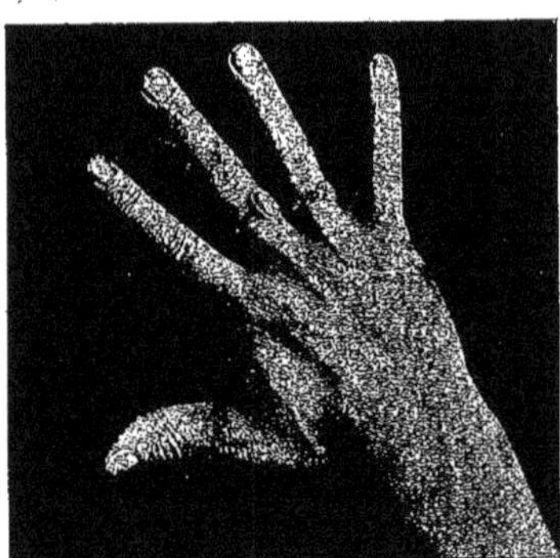

Fig. 37. — Main photographiée. Epreuve de M. Seguy.

Nos figures 37 et 38, qui représentent deux jolies épreuves obtenues par M. Seguy, montrent bien la différence qui existe entre une photographie et une radiographie ; la première, en effet, montre la photographie d'une main portant deux bagues et la seconde la radiographie de la même main montrant le squelette parfaitement disséqué et l'ombre des deux bagues.

Dispositif expérimental. — Quant au dispositif expérimental nécessaire à la prise d'épreuves radiographiques, il est extrêmement simple et nous allons l'indiquer rapidement, nous réservant de revenir séparément et d'approfondir l'étude de chaque appareil qui le compose.

Le matériel nécessaire peut se diviser en trois parties : l'appareil producteur de courant à haute tension, l'ampoule produisant les rayons X et le châssis contenant la plaque sensible et sur lequel on place l'objet à radiographier.

L'appareil producteur de courant à haute tension est ordinairement une bobine d'induction donnant au minimum une étincelle de cinq centimètres de longueur et alimentée par une batterie de piles, mais nous verrons plus loin qu'il peut être tout autre.

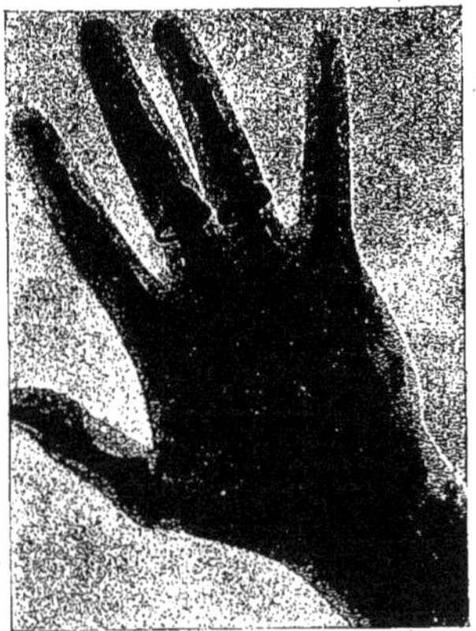

Fig. 38. — Main radiographiée. Épreuve de M. Seguy.

L'ampoule est constituée par un récipient de verre hermétiquement clos et dont les parois sont traversées par deux électrodes servant l'une de cathode et l'autre d'anode ; nous verrons également plus loin que sa forme, ainsi que la grandeur et la disposition des électrodes, peut être extrêmement variée.

Quant au châssis, on pourrait s'en passer parfaitement si l'on opérait dans l'obscurité et que l'objet à placer sur la plaque sensible ne pût en rien la détériorer ; mais, comme il est beaucoup plus commode d'opérer en plein jour, on préfère ordinairement envelopper la plaque sensible dans plusieurs feuilles de papier noir ou la placer dans un châssis analogue aux châssis photographiques et dont le volet en bois, toile ou carton est facilement traversé par les rayons X.

Nous ne parlerons pas ici des machines à faire le vide, qui sont accessoires pour la plupart des opérateurs qui achètent leurs ampoules toutes faites, et que nous nous réservons d'examiner plus loin.

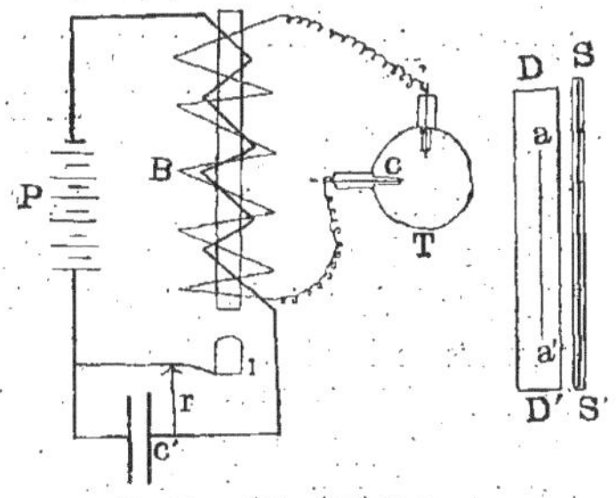

La figure 39 représente le dispositif employé par M. Seguy pour ses premières expériences citées plus haut et avec lequel il obtint les radiographies des figures 30 et 31. Une batterie de piles P alimente le circuit primaire d'une bobine de Ruhmkorff, dont on voit en C' le condensateur et, en *ir*, l'interrupteur ; le circuit secondaire de la bobine est relié aux deux électrodes filiformes de l'ampoule T, à une certaine distance de laquelle se trouve placée la plaque sensible SS' enveloppée dans plusieurs feuilles de papier noir ; enfin l'objet à radiographier *aa'*, placé, par exemple, dans une boîte de carton ou de bois DD', est interposé entre l'ampoule et la plaque et tout contre cette dernière.

Fig. 39. — Dispositif de M. Seguy.

La figure 40 montre la disposition adoptée par MM. Ducretet et Lejeune pour la prise d'épreuves radiographiqués ; le circuit secondaire d'une bobine d'induction, dont le primaire est alimenté par une batterie de piles, est relié aux deux électrodes d'une ampoule T, supportée par un support PS qui permet son déplacement dans tous les sens et reçoit sur son socle S le châssis C contenant la plaque sensible et supportant l'objet à radiographier; ce châssis, construit spécialement pour la radiographie, est fermé à sa partie supérieure par une feuille mince d'aluminium ou de celluloïd contre laquelle se trouve appliquée la plaque sensible, ce qui permet, comme nous le verrons plus loin, d'obtenir le maximum de netteté par suite du rapprochement de l'objet et de la surface sensibilisée.

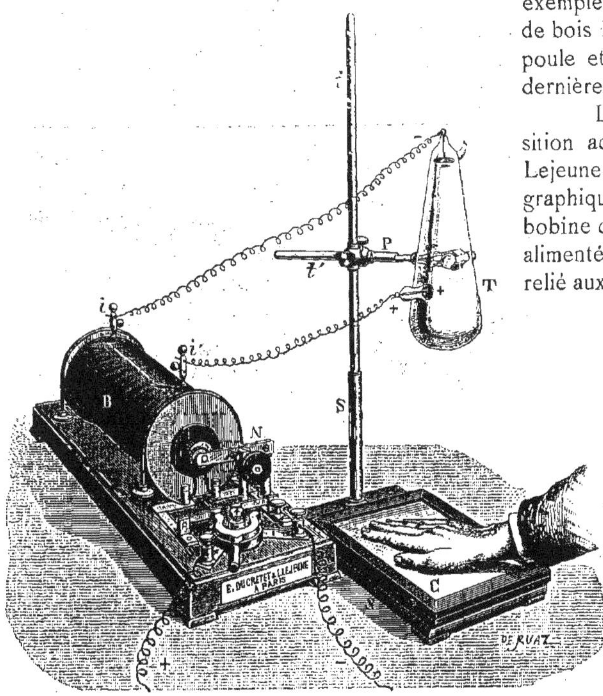

Fig. 40. — Dispositif de MM. Ducretet et Lejeune.

Le temps de pose nécessaire à l'obtention d'une radiographie est extrêmement variable, suivant l'ampoule employée, la source d'électricité dont on dispose, l'épaisseur et l'opacité de l'objet à radiographier et la distance de l'ampoule à la plaque sensible; cette pose peut ainsi varier de plusieurs heures à quelques secondes ou même fractions de seconde.

La netteté des épreuves obtenues est aussi très variable, suivant l'ampoule utilisée et suivant les distances de l'objet à l'ampoule et à la surface sensible.

En rapprochant l'objet de la glace sensibilisée, on augmente naturellement la netteté des ombres portées et on atténue considérablement la pénombre qui rend flous les contours, et cela pour la même raison que l'ombre d'un objet quelconque portée par une source de rayons lumineux ordinaires est d'autant plus nette que l'écran qui la reçoit se trouve plus rapproché de l'objet; il faut donc éviter de se servir de châssis possédant un volet d'une grande épaisseur, comme la plupart des châssis des appareils photographiques, et il y a tout avantage à utiliser un châssis du genre de celui de MM. Ducretet et Lejeune, dans lequel la plaque ne se trouve séparée de l'objet que par une feuille très mince d'aluminium ou de celluloïd qui ne les éloigne que d'une manière insensible.

Pour obtenir une netteté parfaite, il faudrait que le foyer d'émission des rayons X se concentrât en un point unique, de manière à obtenir des ombres portées bien tranchées; nous verrons plus loin dans l'étude des ampoules comment on s'est rapproché de cette condition et les difficultés que l'on rencontre pour la réaliser pleinement.

Le tube de M. Colardeau, construit par M. Chabaud et que nous décrirons plus loin, est un de ceux qui réalise le mieux cette condition et la netteté qu'il donne est très grande, comme on pourra en juger par la radiographie reproduite par notre figure 41 et dans laquelle on distingue les moindres détails; cette épreuve obtenue par M. Colardeau est d'une netteté remarquable; elle représente différents objets : un lorgnon, deux aiguilles, une épingle, une lancette, une plume, une clef, un crayon et une lettre métallique renfermés dans un portefeuille; le cuir du portefeuille, le manche d'écaille de la lancette, le bois du crayon sont absolument traversés par les rayons; la mine de plombagine du crayon porte une légère ombre dont une faible interruption montre une cassure certaine; enfin les corps métalliques, le verre des lorgnons et le bout d'os du crayon tranchent violemment en noir sur le reste de l'image et montrent leur opacité presque absolue aux rayons X; la netteté est telle que le trou de la plus petite aiguille est parfaitement visible.

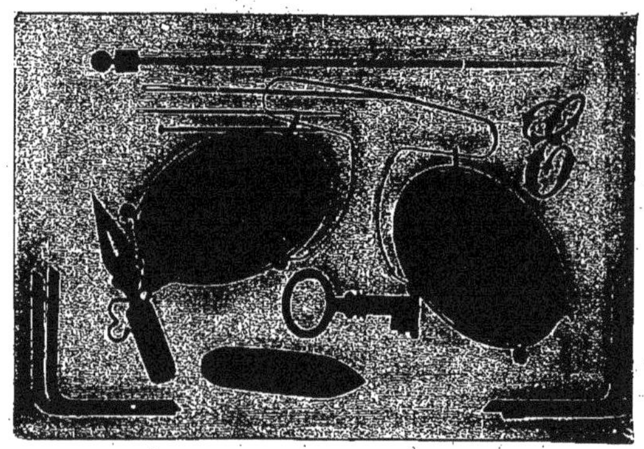

Fig. 41. — Radiographie d'un portefeuille contenant divers objets, obtenue par M. E. Colardeau au moyen de son ampoule spéciale.

En éloignant l'ensemble formé par le châssis contenant la glace sensibilisée et l'objet à radiographier de l'ampoule, on augmente la netteté, mais on diminue naturellement la rapidité de l'opération; cette distance peut varier entre 10 et 50 centimètres et doit être réglée suivant qu'on attribue une plus grande importance à la netteté ou à la rapidité; une distance de 15 centimètres donne généralement de bons résultats.

L'interposition d'un diaphragme en métal ou verre épais proposée par plusieurs opérateurs pour augmenter la netteté diminue de même la rapidité.

Pour réduire le temps de pose, on ne peut pas non plus augmenter d'une manière indéfinie la puissance du courant à haute tension qui alimente l'ampoule sous peine de provoquer un échauffement anormal de cette ampoule et d'en amener la rapide destruction.

Au bout d'un certain temps de fonctionnement, l'anticathode des ampoules s'échauffe, en effet, fortement et peut amener la destruction du tube par sa fusion; pour les longues poses, il est même souvent nécessaire d'interrompre plusieurs fois et pendant un certain temps le fonctionnement de l'appareil, pour laisser à l'anticathode le temps de se refroidir; cette façon d'agir est très peu commode et exige une surveillance continue : aussi est-il préférable, comme on le verra plus loin, d'utiliser un interrupteur permettant de régler les interruptions du courant et de les rendre assez peu rapides pour éviter tout échauffement excessif de l'anticathode.

Le nombre des interruptions du courant de la bobine de Ruhmkorff a une grande importance au point de vue de la production des rayons X, comme le démontrent les intéressantes recherches de MM. J. Chappuis et E. Nugues; ces opérateurs, ayant fait varier de trois à cinquante par seconde le nombre d'interruptions donné par un interrupteur de Foucault, constatèrent, à l'aide de l'électroscope de M. Hurmuzescu, que le maximum de production des rayons X avait lieu dans le voisinage de 10 interruptions par seconde; ils remarquèrent pourtant que l'effet de la décharge avait une action instantanée sans aucun prolongement; en effet, la prise d'une radiographie du trembleur de la bobine en mouvement donna une image absolument nette de l'instrument immobilisé dans sa position de rupture et cela même après une pose comportant 36,000 interruptions; par conséquent, plus les interruptions sont fréquentes, plus les actions des rayons sont renouvelées et plus grande devrait être l'action totale; la puissance du tube devrait donc être proportionnelle au nombre des décharges; mais, en revanche, lorsque les interruptions augmentent, la puissance des courants induits produits par la bobine diminue, comme on peut s'en rendre compte par les longueurs d'étincelles qui, de 21 centimètres pour 3 décharges par seconde, tombaient dans les expériences précédentes à 5 centimètres pour 50 interruptions. Il y a donc deux phénomènes qui varient en sens inverse et dont il faut tenir compte pour la production du maximum de puissance de l'ampoule. Toutefois, les conditions de ce maximum changent avec chaque bobine, et, s'il était atteint pour 10 interruptions dans les expériences de MM. Chappuis et Nugues, il ne s'ensuit pas qu'il en sera de même avec n'importe quel appareil; ce nombre de décharges correspondant à une production maximum doit donc être déterminé expérimentalement pour chaque disposition nouvelle.

M. J. Chappuis prétend que la substitution de l'interrupteur à mercure de Foucault aux trembleurs métalliques ordinaires provoque une très grande augmentation de production de rayons X et estime que cette substitution fait tomber le temps de chute des feuilles d'or d'un électroscope dans le rapport de 40 à 1, le même rapport existant au point de vue des temps de pose radiographique; il attribue ce résultat à la différence de rupture dans l'air ou l'alcool.

M. d'Arsonval propose, pour éviter la rapide perforation des ampoules produite par l'échauffement de la paroi anticathodique sous l'action d'un courant intense, de plonger cette partie de l'ampoule dans une petite capsule en celluloïd remplie d'eau : l'échauffement est ainsi évité et l'ensemble de la capsule et de l'eau qu'elle contient étant très transparent n'oppose pas un obstacle sensible au rayonnement. Toutefois ce moyen ne peut s'appliquer aux ampoules à action indirecte et à anticathode intérieure, on verra exposé plus loin le mode de réfrigération que nous proposons dans ce cas.

MM. G. Meslin, J. Chappuis, A. Imbert et Bertin-Sans ont proposé d'augmenter la puissance et la netteté données par une ampoule en déviant à l'aide d'un aimant et en concentrant en un point donné et variable de la paroi le faisceau de rayons cathodiques émis normalement à la cathode; notre figure 42 représente la disposition adoptée par MM. Imbert et Bertin-Sans et réalisée par MM. Ducretet et Lejeune; le rayonnement émis par la cathode de l'ampoule T est dévié par l'aimant en U placé à la partie supérieure et vient frapper la paroi du tube opposé à l'aimant et qui devient l'anticathode; les rayons X émis sont limités par un diaphragme D, puis viennent rencontrer l'objet à radiographier placé sur le châssis C contenant la plaque sensibilisée; le tout est supporté par les différents bras articulés d'un support S; en faisant varier les positions respectives de l'aimant et du tube, on peut déplacer la partie de la paroi frappée par les rayons cathodiques, ce qui permet de changer la surface d'émission des rayons X après sa métallisation ou son échauffement. Toutefois cette disposition ne présente plus grand intérêt par suite de l'emploi presque exclusif des ampoules à action indirecte.

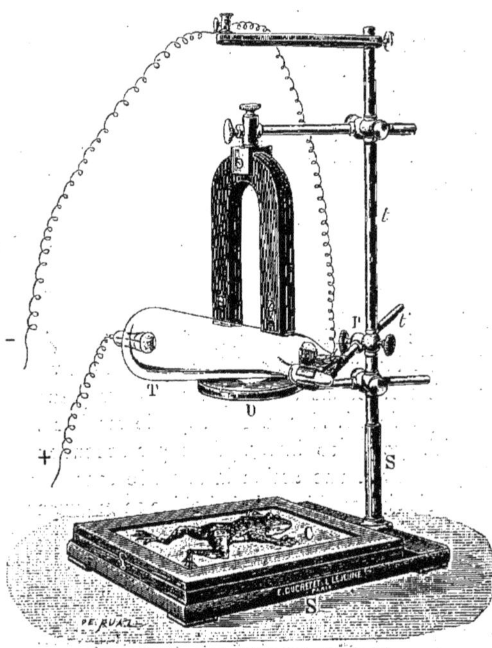

Fig. 42. — Dispositif de MM. Imbert et Bertin-Sans.

M. Lannelongue proposa, pour abréger le temps de pose en radiographie et augmenter l'action des rayons X sur les plaques sensibles, de placer directement au-dessus de l'émulsion une feuille de papier enduite d'une substance luminiscente, comme le platinocyanure de baryum ou le bisulfate de quinine. M. C. Henry remplaça ces corps par le sulfure de zinc phosphorescent.

Non seulement la rapidité, mais aussi la netteté dépendent dans une très grande mesure des objets à radiographier : si, par exemple, on veut prendre une radiographie d'une partie épaisse de la charpente humaine, comme le bassin, le thorax ou la jambe, il est bien évident que les os qui porteront leur ombre sur la plaque sensible ne pourront être très rapprochés de cette plaque, par suite de l'épaisseur de chair et de muscles qui les en éloignera forcément; les ombres obtenues seront, par conséquent, d'une netteté bien moindre que lorsqu'il s'agit, par exemple, de la main; la pose devra être aussi beaucoup plus longue en raison des grandes épaisseurs à traverser.

Dans certains cas où un seul exemplaire de l'épreuve radiographique est utile, comme pour les épreuves destinées à l'établissement d'un diagnostic médical, il est inutile d'employer des plaques photographiques qui coûtent relativement cher et qui nécessitent un tirage sur papier pour pouvoir être commodément examinées; nous recommandons, dans ce cas, d'employer une feuille de papier au gélatino-bromure d'une rapidité aussi grande que les plaques et sur laquelle on peut faire directement et facilement les observations nécessaires; dans ce cas, l'épreuve étant directement obtenue sur le papier est négative, c'est-à-dire que les os y apparaissent en blanc sur le gris des chairs, qui elles-mêmes tranchent sur le noir du fond, ou, en règle générale, que les objets opaques apparaissent en blanc et les objets transparents en noir; mais cela ne peut, bien entendu, présenter aucune importance au point de vue du résultat final.

Il peut être parfois utile, en vue d'une opération chirurgicale, de déterminer la position et la direction d'un corps étranger, un fragment d'aiguille par exemple, situé au sein des tissus. MM. Imbert et Bertin-Sans indiquent pour ce cas le mode opératoire suivant, qui permet d'obtenir de véritables radiographies stéréoscopiques : la partie du corps à radiographier, la main par exemple, est disposée sur une lame métallique percée en son milieu d'une assez large ouverture, en face de laquelle doit se trouver la région qui contient le corps étranger. La lame métallique est inclinée par rapport à la droite menée par le centre du diaphragme à la surface utilisée de l'ampoule, et l'on dispose au-dessous d'elle la plaque sensible, qui ne peut être impressionnée que dans sa partie située au-dessous de l'ouverture de la lame; après une première exposition, on fait glisser la plaque sensible de manière à placer une nouvelle partie de sa surface sensibilisée sous la fenêtre métallique, on incline le tout en sens inverse du même angle que précédemment et l'on prend une nouvelle épreuve avec le même temps de pose. Les deux images ainsi obtenues, placées à une distance convenable dans un stéréoscope ordinaire, donnent très nettement la sensation du relief et la direction du corps étranger.

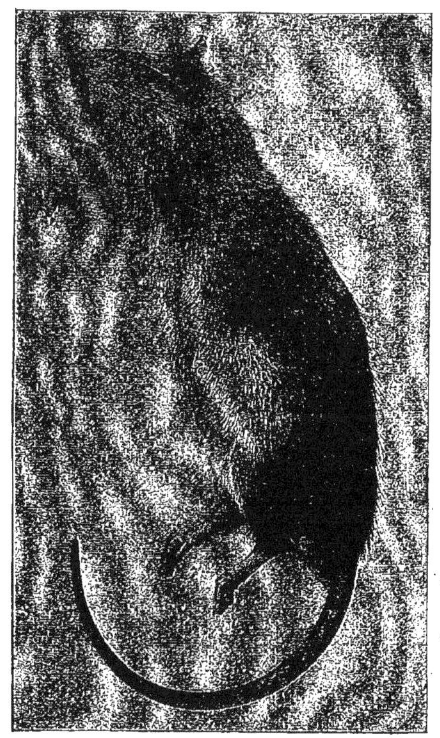

Fig. 43. — Photographie d'un rat d'égout. Épreuve de M. A. Londe.

MM. A. Buguet et A. Gascard proposent, pour arriver au même résultat et lorsqu'il n'est pas possible de prendre deux ou plusieurs radiographies dans des plans différents, le moyen suivant : ayant, par exemple, reconnu par une première expérience l'existence d'une aiguille à l'intérieur d'une main, on dirige sur la main les rayons X produits par deux ampoules différentes ou les deux faisceaux de rayons produits par une même ampoule et limités par un diaphragme percé de deux trous; la droite joignant les deux sources d'émission doit se trouver sur le plan passant par l'extrémité de l'aiguille dont on veut déterminer la profondeur et perpendiculaire à la projection de l'aiguille sur la plaque sensible sur laquelle la main est posée ; on mesure la distance des sources entre elles et leur distance commune à la plaque ; on obtient sur l'image ainsi produite deux pénombres de l'aiguille sur lesquelles on mesure la distance des pénombres portées par l'extrémité de l'aiguille, ce qui permet par un calcul simple de déterminer la distance de cette extrémité à la plaque sensible, et par suite sa profondeur sous l'épiderme ; on peut, par la même opération, déterminer la profondeur de l'autre extrémité, ce qui donnera la position et la direction exactes de l'aiguille ; mais, dans la plupart des cas et pour les corps de petites dimensions, une seule opération suffira.

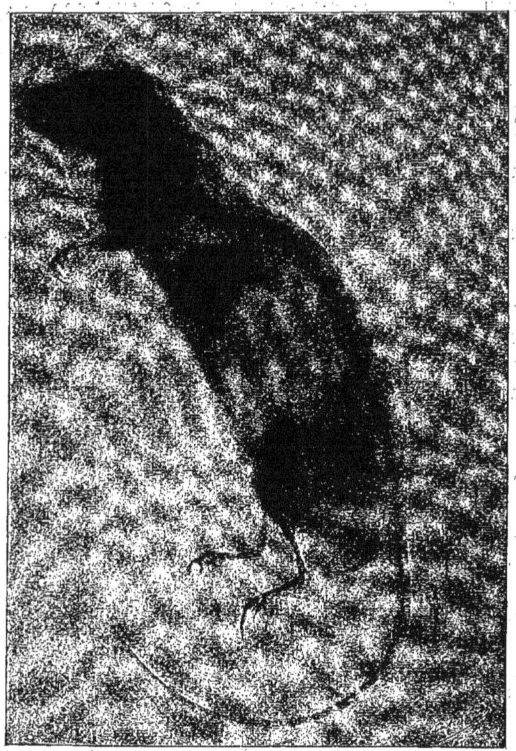

Fig. 44. — Radiographie d'un rat d'égout, obtenue par M. A. Londe.

Quelques résultats radiographiques. — Nous réservant de traiter dans un chapitre spécial les différentes applications des rayons X, nous croyons pourtant utile d'indiquer ici quelques-uns des résultats que l'on peut obtenir en radiographie et qui naturellement peuvent être variés à l'infini.

Les résultats les plus intéressants sont incontestablement ceux obtenus en radiographiant le corps des animaux et les différentes parties du corps humain ; on arrive à disséquer complètement toutes les parties musculaires ou charnues et l'on obtient un squelette superbe qui peut présenter un grand intérêt.

Nos figures 43 et 44 représentent, par exemple, un rat d'égout photographié et radiographié par M. Albert Londe et montrent que la fourrure de l'animal ne présente aucun empêchement pour la radiographie : la colonne vertébrale, les osselets de la queue et les os des membres apparaissent très nettement, les os du crâne et les viscères portent des ombres moins nettes.

Les plumes des oiseaux ne constituent pas davantage un empêchement pour la radiographie, comme le montrent nos deux gravures 45 et 46, obtenues par le Dr Henri Van Heurck, directeur du Jardin botanique d'Anvers, avec les appareils de M. Radiguet ; la première nous montre la photographie d'un oiseau attaché sur une planche de bois et dont le squelette nous est donné par la radiographie suivante, qui reproduit parfaitement les os des membres et n'indique les plumes des ailes que par une légère ombre.

La radiographie d'un poisson de la figure 47 est également de M. Van Heurck et trace exactement les arêtes.

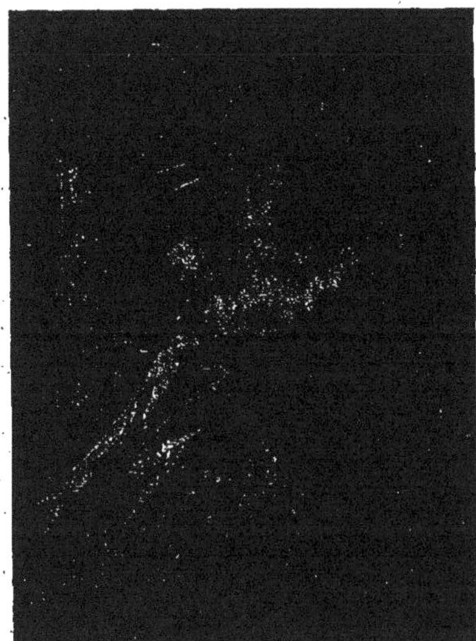

Fig. 45. — Photographie d'un oiseau. Épreuve de M. Radiguet.

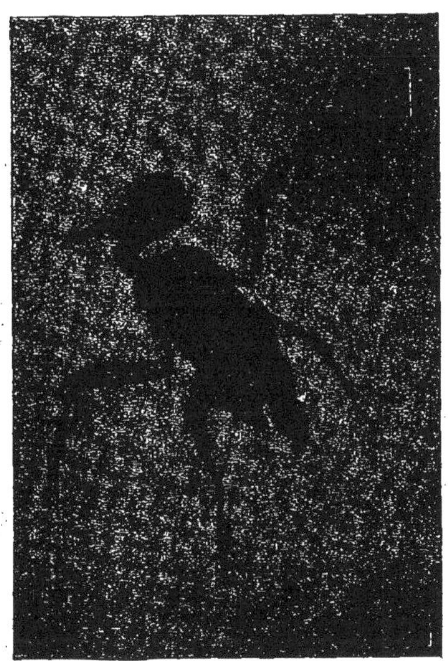

Fig. 46. — Radiographie d'un oiseau, obtenue par le Dr H. Van Heurck.

Les magnifiques radiographies reproduites par nos gravures 48 et 49 sont encore du Dr Henri Van Heurck ; elles représentent le pied d'une jeune femme, « un très joli petit pied, le plus beau de tous ceux que j'ai radiographiés jusqu'ici », nous écrit M. Van Heurck.

Dans la figure 48, ce joli petit pied a été radiographié à nu et libre de toute entrave, les phalanges sont bien écartées et seules les extrémités des doigts légèrement recourbées semblent avoir gardé la trace des déformations infligées par une chaussure trop étroite.

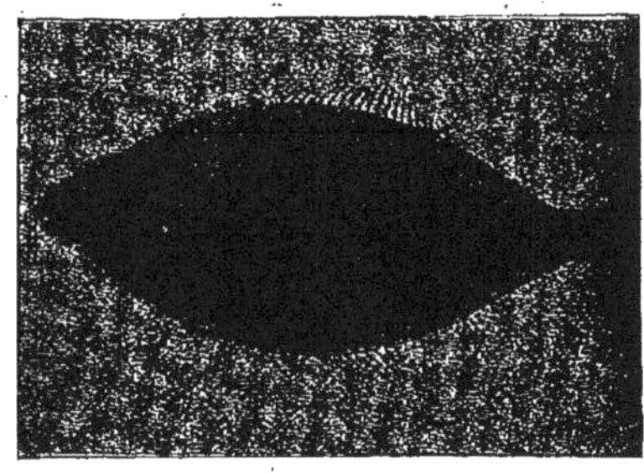

Fig. 47.
Radiographie d'un poisson, obtenue par le Dr Henri Van Heurck.

La figure 49 donne la projection radiographique du même pied emprisonné dans une chaussure et montre clairement les petites tortures que s'inflige volontairement la coquette ; les phalanges sont comprimées les unes contre les autres par l'instrument de torture ; le cuir du soulier, les chairs, la semelle ont été complètement traversés par les radiations et n'ont porté sur la plaque sensible qu'une ombre très légère sur laquelle se détache faiblement l'ombre des lacets ; au contraire, les os et les parties métalliques de la chaussure, œillets, aiguillettes des lacets et clous, tranchent en noir intense sur le restant de l'image.

Le Dr Henri Van Heurck a eu la complaisance de nous donner quelques renseignements sur les appareils utilisés et la façon d'opérer dans la prise de ces différentes radiographies ; elles ont été faites avec une pose moyenne de 30 secondes à l'aide d'un tube focus et d'une bobine modèle de 25 centimètres d'étincelle de M. Radiguet ; les plaques spéciales dites « radiographiques », composées par M. Léaucourt, sur les indications de M. Van Heurck, étaient développées à l'hydroquinone avec beaucoup de bromure. M. Van Heurck attribue à juste raison une très grande importance à la bobine employée : il utilise actuellement une bobine Radiguet dite de 40 centimètres d'étincelle, mais qui en donne au delà de 50, et il peut à l'aide de tubes appropriés obtenir des épreuves de la main possédant tout le fouillé voulu en 4 à 5 secondes ; dans les mêmes conditions, le bras demande 15 à 20 secondes et le genou 45 à 60 secondes de pose.

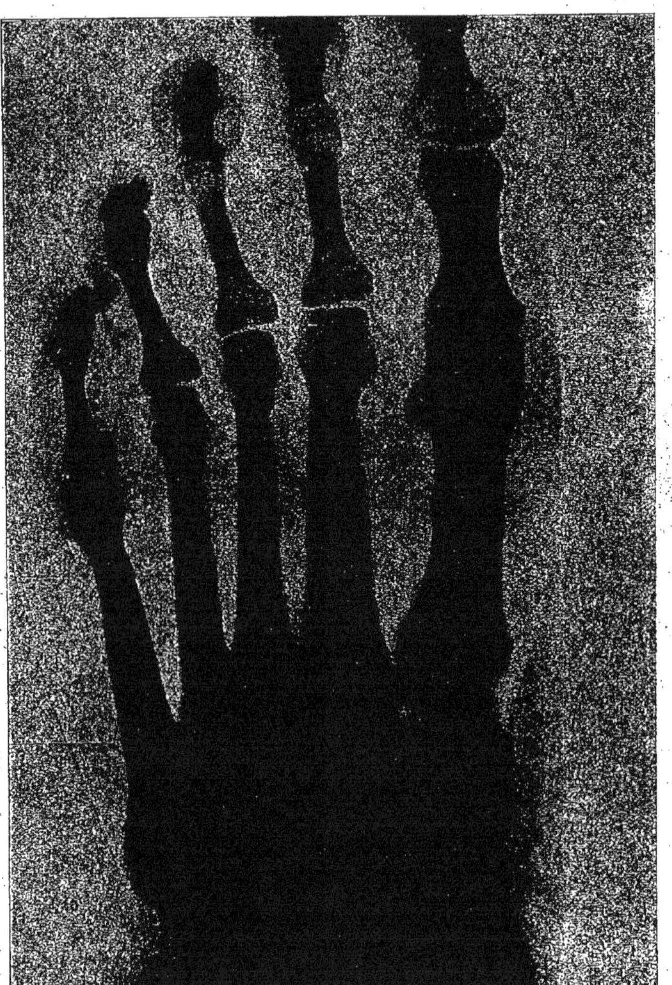

Fig. 48. — Radiographie d'un pied de jeune femme, obtenue par le Dr Henri Van Heurck.

La très jolie radiographie de la main et de l'avant-bras de la figure 50 a été obtenue par M. E. Mazo ; en plus des os de la main, cette radiographie dessine d'une façon parfaite les os du poignet et du bras ; la manche de la chemise et du vêtement portent une légère ombre, tandis que le bouton de manchette et la bague tranchent en noir sur le reste de l'image.

L'épreuve de la figure 51 a été obtenue par M. G. Seguy et représente différentes espèces de coquillages, dont les uns se montrent relativement perméables aux rayons X et dessinent par des ombres plus ou moins accentuées leur structure intérieure et dont les autres présentent une opacité presque absolue, ce qui démontre la différence de composition de la matière de leur coquille.

La radiographie suivante (fig. 52), également de M. G. Seguy, quoique se présentant sous un aspect beaucoup moins net, est très remarquable par les résultats obtenus ; on distingue, en effet, très bien sur l'épreuve photographique, moins bien, il est vrai, sur notre reproduction phototypographique, les cartilages du larynx humain, très difficiles à obtenir par suite de leur transparence relative aux rayons X ; cette radiographie est prise de profil et la grande épaisseur des tissus à traverser, ainsi que la grande distance forcée séparant les objets portant ombre de la plaque sensible, explique le peu de netteté de l'image ; la colonne vertébrale forme une tache noire au centre et un peu à gauche de la gravure, tandis que les cartilages du larynx se dessinent en de légères ombres sur la droite de l'épreuve.

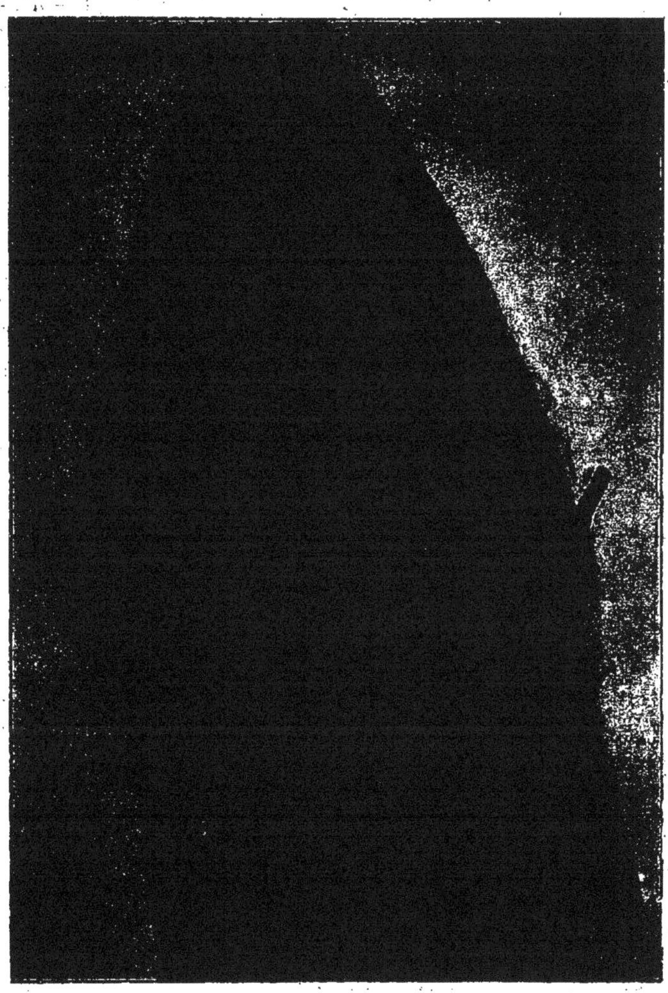

Fig. 49.— Radiographie du même pied de jeune femme emprisonné dans sa chaussure. Epreuve du Dr Henri Van Heurck

Terminons enfin ces quelques exemples par la très intéressante radiographie de la figure 53 qui représente encore un pied enfermé dans une chaussure de cuir ; les pièces métalliques (œillets de cuivre et clous du talon) se sont montrées particulièrement opaques ; les os un peu plus transparents se dessinent pourtant très nettement sur la partie légèrement ombrée qui indique les contours de la bottine ; quant aux lacets, ils ont complètement disparu. Cette radiographie, qui indique d'une façon tangible et indiscutable la déformation du pied par des chaussures trop étroites, devrait bien montrer que la coquetterie des petits pieds, chère non seulement aux Chinoises, mais encore à bien des Européennes, voire même à de nombreuses Françaises, n'est pas sans inconvénients et qu'il n'est pas des plus naturels d'obliger par une pression exagérée les os du métatarse à chevaucher les uns sur les autres, au lieu de se poser tous à plat sur le sol.

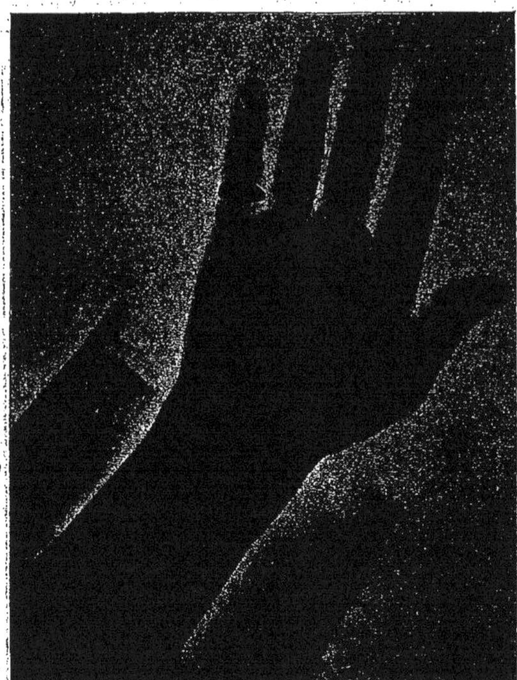

Fig. 50. — Radiographie de la main et de l'avant-bras, obtenue par M. E. Maso.

LA FLUOROSCOPIE. — Quelque temps après la découverte de M. Rœntgen, on fit grand bruit autour d'une découverte extraordinaire qui ne permettait rien moins que de voir à l'aide d'une certaine lunette merveilleuse au travers du corps humain et des corps les plus opaques, et c'est en grand nombre que cette invention, attribuée par beaucoup à M. Edison lui-même, fit dire de grosses bêtises à de nombreux journalistes.

Cette découverte, qui n'en était pas une, puisque c'est par son application que M. Rœntgen avait découvert les rayons X et que, bien auparavant, M. Lenard, à l'aide de son écran imprégné de pentadécylparatolylcétone, avait effectué ses expériences sur les rayons cathodiques, consiste simplement à recevoir les rayons X après leur passage au

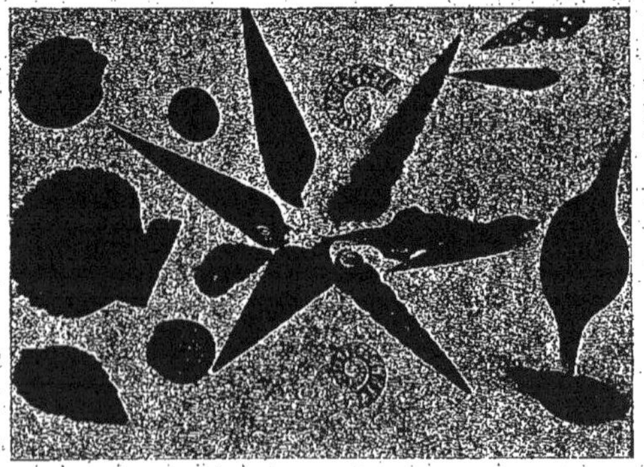

Fig. 51. — Radiographie de coquillages, obtenue par M. G. Seguy.

travers de l'objet à examiner, non plus sur une plaque photographique, mais sur un écran recouvert d'un corps qui a la propriété de devenir luminiscent sous l'action des rayons X ; il est facile de comprendre que, la luminiscence se produisant plus ou moins suivant la plus ou moins grande intensité des rayons, les ombres portées par l'objet apparaîtront sur l'écran visibles pour l'œil humain. Mettez donc cet écran à l'extrémité d'un tube quelconque, placez, si vous voulez, une lentille de l'autre côté et vous aurez un de ces fameux appareils appelés cryptoscopes ou fluoroscopes qui vous permettra de voir, non pas au travers des corps opaques, mais les ombres portées par ces corps opaques interposés sur le trajet des rayons X ; on voit que le bruit fait autour de cette soi-disant découverte était un peu excessif et nullement mérité.

Fig. 52. — Radiographie de M. G. Segny, indiquant les cartilages du larynx.

Il n'en est pourtant pas moins vrai que cette manière d'opérer est très pratique et permet d'effectuer des observations immédiates et commodes, ne nécessitant pas les opérations

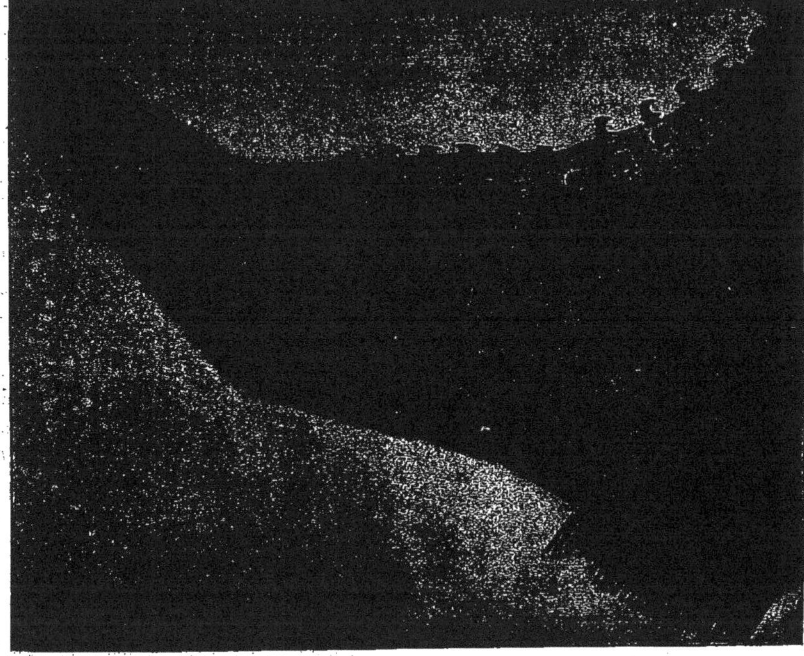

Fig. 53. — Radiographie d'un pied à travers la chaussure.

relativement longues et délicates du développement des clichés radiographiques; mais elle ne donne, en revanche, que des images fugitives, ne laissant aucune trace de leur passage.

Les Écrans luminiscents. — Ces écrans fluorescents, qui servent à la vision directe des ombres radiographiques, sont d'une construction des plus simples; il suffit, en effet, pour les obtenir, de tamiser sur un carton enduit de colle une fine poudre d'un corps fluorescent qui y reste adhérent après la dessiccation de la colle; la feuille de carton peut être remplacée par une feuille mince d'aluminium, de celluloïd, de mica ou une plaque de verre; mais, dans ce dernier cas, il faut naturellement tourner le côté recouvert de l'émulsion luminiscente du côté de l'ampoule, de telle sorte que les rayons X n'aient pas à traverser la plaque de verre qui, comme on sait, est très opaque pour ces radiations; l'image luminiscente est alors examinée à travers le verre. M. Hospitalier recommande, comme émulsion destinée à rendre adhérente la poudre du corps luminiscent, le collodion de préférence à la gélatine ou à une colle quelconque.

M. Edison proposa, et c'est là sa seule découverte en fluoroscopie, l'emploi des tungstates alcalins, et particulièrement du tungstate de chaux cristallisé, qui fournissent des effets fluorescents très intenses et ont le grand avantage de coûter environ mille fois moins que les platino-cyanures.

M. Silvanus Thomson, qui essaya un assez grand nombre de substances, entre autres les sulfures de calcium, de strontium et de zinc, la blende hexagonale, le fluorure de calcium, le tungstate de calcium et plusieurs platino-cyanures, indique le platino-cyanure de potassium à l'état de poudre très fine comme très lumineux et lui attribue une puissance fluorescente douze fois supérieure à celle du platino-cyanure de baryum. Le platino-cyanure de potassium fournit une fluorescence d'une teinte bleuâtre, donnant, d'après M. Jackson, le spectre du potassium.

D'après M. Argyropoulos, le platino-cyanure de potassium et de sodium, ainsi que le platino-cyanure de potassium et de lithium, devient bien plus lumineux sous l'influence des rayons X que le platino-cyanure de baryum; lorsque ce dernier ne devient fluorescent qu'à une faible distance de l'ampoule, les deux premiers sont encore visibles à une distance de cinq mètres.

M. C. Ogden indique le moyen suivant pour préparer les écrans fluorescents au tungstate de calcium : un mélange à poids égal de chlorure de sodium ou sel commun, de chlorure de calcium et de tungstate de soude est chauffé au rouge dans un creuset pendant deux ou trois heures, jusqu'à fusion complète et transformation du mélange en un liquide clair; après refroidissement, on recueille la masse dure, présentant l'aspect du verre, en brisant le creuset; on la traite par l'eau pour dissoudre complètement le chlorure de sodium, puis on recueille sur un filtre les petits cristaux de tungstate de calcium formés; il suffit alors, après dessiccation complète, de tamiser ces cristaux sur une feuille de carton enduite de colle ordinaire pour obtenir à bon compte l'écran fluorescent.

M. Ch.-Ed. Guillaume donne le procédé suivant pour fabriquer un écran excellent et très peu coûteux : on dissout une certaine quantité de tungstate de soude dans une émulsion de gélatine, puis on ajoute à la solution un léger excès de chlorure de calcium additionné d'une petite quantité de chlorure de manganèse; il se forme un précipité de tungstate de calcium et de tungstate de manganèse à l'état très divisé, prenant un vif éclat sous l'action des rayons X; il suffit alors d'étendre l'émulsion ainsi formée sur la feuille de carton, de mica, de celluloïd, d'aluminium ou de verre destinée à servir de support. M. Guillaume croit qu'il ne faut pas chercher dans la construction des écrans à obtenir des sels très purifiés, les plus fluorescents étant souvent les plus impurs.

M. G. Seguy a réalisé un nouvel écran d'une remarquable puissance dont il tient secrète la formule et qui possède, par suite d'une cuisson au four, un aspect vitrifié qui le rend inaltérable; nous avons pu nous rendre compte par nous-même des résultats parfaits obtenus avec cet écran sur lequel les ombres des objets, intercalés entre lui et la source de rayons X, se dessinent avec une intensité extraordinaire; la main s'y dissèque comme sur la meilleure radiographie, la colonne vertébrale et les côtes du buste humain y portent des ombres, beaucoup moins nettes il est vrai, mais encore bien visibles.

MM. Ducretet et Lejeune préfèrent toujours pour leurs écrans l'emploi du platino-cyanure de baryum choisi et traité convenablement; ils ont imaginé, en outre des écrans de grandes dimensions destinés à la fluoroscopie, un petit appareil très ingénieux basé sur le même principe et destiné à vérifier rapidement le fonctionnement des ampoules et à se rendre compte de l'étendue du champ couvert par les rayons X; cet appareil, représenté par notre figure 54 et appelé fluoroscope explorateur, est simplement constitué par une petite boîte fermée BF, perméable aux rayons X et dans le fond de laquelle se trouve un disque enduit de platino-cyanure de baryum; un tube viseur oblique O pénètre à l'intérieur de la boîte B et permet d'observer la fluorescence du disque sous l'action des rayons X; l'intérieur de l'appareil est entièrement noirci et constitue une véritable chambre noire; on comprend facilement que ce petit instrument permette de se rendre compte, par la plus ou moins grande fluorescence du disque luminiscent, de l'intensité du rayonnement que l'on peut ainsi diriger vers l'endroit voulu.

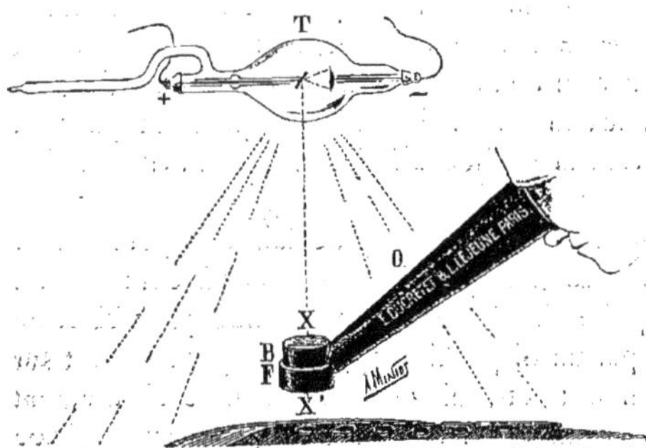

Fig. 54. — Fluoroscope-explorateur de MM. Ducretet et Lejeune.

Lorsqu'on se sert pour la construction des écrans de corps fluorescents, l'image formée disparaît immédiatement après l'extinction de la source des rayons X; c'est pour cette raison que M. C. Henry propose d'employer pour la fabrication des écrans un corps phosphorescent comme son sulfure de zinc, qui donne une phosphorescence durable pendant quelques instants et permet d'examiner à loisir dans la chambre noire les images obtenues, qui restent visibles pendant un quart d'heure.

Cette solution peut évidemment rendre des services dans certains cas, mais nous croyons que son usage est très limité; c'est, en effet, une solution intermédiaire entre la radiographie et la fluoroscopie, dont elle possède presque tous les inconvénients sans en avoir tous les avantages; comme la radiographie, elle demande une pose de quelques instants, pendant lesquels sujet et écran doivent rester dans l'immobilité la plus parfaite; elle ne nécessite pas, il est vrai, de développement, mais ne donne que des images qui s'effacent insensiblement et disparaissent bientôt complètement; les écrans fluorescents donnent des images encore moins durables, puisqu'elles s'évanouissent aussitôt les causes qui les ont produites disparues, mais n'est-ce pas justement là l'un des principaux avantages de ces écrans?

Avec les écrans fluorescents ordinaires, l'image apparaît et disparaît instantanément, et l'on peut, durant l'observation, varier à volonté la position de l'écran, de l'objet ou de la source de rayons, de manière à obtenir les meilleurs effets et à examiner le sujet sous son aspect le plus intéressant ou le plus utile; on peut même regarder sans inconvénients des animaux vivants et remuants, ce qui peut présenter pour l'étude des mouvements un intérêt tout particulier; cette possibilité disparaît complètement avec l'écran phosphorescent de M. Henry, puisque les images, restant visibles pendant un quart d'heure, se superposeraient et se confondraient au moindre déplacement; il faut donc du premier coup tomber juste sur la disposition définitive, et, si une erreur est commise, il faut attendre la disparition complète de l'image pour se servir à nouveau de l'écran.

Nous croyons donc que les écrans fluorescents sont de beaucoup supérieurs aux écrans phosphorescents, qui ne peuvent présenter des avantages que dans certains cas tout particuliers et seulement comme compléments des premiers.

Dispositif expérimental. — Le dispositif à adopter pour la fluoroscopie est d'une grande simplicité : il suffit d'intercaler l'objet à examiner entre la source de rayons X et l'écran luminiscent ; cet écran, placé aussi près que possible de l'objet, doit être orienté différemment suivant la nature de son support; si celui-ci est opaque aux radiations lumineuses, comme le carton ou l'aluminium qui, en revanche, sont très perméables aux rayons X, il faut naturellement tourner le côté revêtu de l'émulsion fluorescente vers l'opérateur; si, au contraire, le support est transparent aux rayons lumineux et opaque aux rayons X, comme le verre, il faut diriger le côté sensible vers la surface d'émission des nouvelles radiations.

En plaçant l'écran au fond d'une chambre noire revêtue d'un oculaire, on peut opérer en plein jour; un appareil photographique ordinaire peut parfaitement servir à cet usage : il suffit de placer l'écran à la place de la glace dépolie dirigée vers la source de rayons X et de regarder par l'ouverture de l'objectif remplacé par un dispositif s'appliquant parfaitement sur le visage et empêchant l'entrée de rayons lumineux; cette disposition n'a donc absolument rien de commun avec celle employée en photographie pour obtenir une image sur la glace dépolie.

On a déjà créé de nombreux systèmes de fluoroscopes, différents plus ou moins comme forme extérieure, mais reposant sur le même principe et de disposition presque identique ; on peut d'ailleurs employer simplement un grand voile noir imperméable recouvrant l'écran et la tête de l'observateur.

Mais il ne faut pas oublier que la lumière emmagasinée sur la rétine demande un certain temps pour se dissiper et que ce n'est qu'au bout de quelques minutes que l'on peut faire les observations avec toute la facilité désirable.

Aussi est-il infiniment préférable d'opérer dans une chambre obscure et d'isoler la bobine et le tube par un grand rideau noir qui empêche la fluorescence du tube et les étincelles de la bobine de venir troubler les observations par une légère lumière supplémentaire; on se trouve ainsi dans les meilleures dispositions possibles pour observer les ombres fluorescentes avec leur maximum d'intensité.

Depuis que la puissance des nouvelles ampoules et la perfection des écrans fluorescents ont permis d'obtenir des images fluorescentes d'une netteté et d'une intensité parfaites, la fluoroscopie s'est rapidement développée et nous verrons plus loin les innombrables services qu'elle peut rendre de pair avec la radiographie dans les branches les plus diverses de l'activité humaine.

La fluoroscopie ne supplantera évidemment pas la radiographie, mais elle la complétera et chacune d'elles trouvera son genre différent d'application; lorsqu'on se contentera d'une épreuve fugitive, on emploiera l'écran fluorescent; lorsqu'on voudra un document inaltérable, on utilisera la plaque sensible.

Avant de prendre une épreuve radiographique, on cherchera le meilleur aspect, la meilleure disposition à donner à l'objet à radiographier; en un mot, on mettra au point à l'aide d'un écran fluorescent, et cet écran sera comparable à la glace dépolie qui sert dans les appareils photographiques ordinaires à la disposition des sujets et à la mise au point.

* * *

Après avoir exposé ces généralités sur la radiographie et la fluoroscopie, nous allons étudier en détails dans les chapitres suivants les différents appareils qui peuvent servir à la production des rayons X, c'est-à-dire les différentes sources d'électricité à haute tension, les ampoules et les appareils à faire le vide.

CHAPITRE QUATRIÈME

DIFFÉRENTES SOURCES D'ÉNERGIE ÉLECTRIQUE UTILISÉES POUR LA PRODUCTION DES RAYONS X. — Nous allons d'abord examiner les différents appareils producteurs et transformateurs d'énergie électrique à haute tension susceptibles d'être utilisés à la production des rayons X.

Pour réaliser la décharge électrique au travers des tubes à grand vide et provoquer la formation des rayons X par l'intermédiaire des rayons cathodiques, il est indispensable d'employer des courants électriques à très haute tension et faible intensité; or la plupart des générateurs primaires d'électricité, à l'exception des machines statiques, engendrent l'énergie électrique sous forme de courants de grande intensité et de potentiel relativement peu élevé; il est donc indispensable d'avoir presque toujours recours à des appareils intermédiaires appelés transformateurs et qui, comme leur nom l'indique, peuvent transformer un courant de basse tension et grande intensité en un courant de haut potentiel et faible intensité, ou inversement; cette transformation ne s'effectue naturellement pas sans une petite perte d'énergie et la différence entre l'énergie électrique absorbée et l'énergie restituée indique le rendement de l'appareil, rendement qui peut varier dans de vastes limites et qui est très élevé dans certains types de transformateurs industriels.

On peut diviser ces appareils en transformateurs à courants continus, dont le type principal est la bobine d'induction de Ruhmkorff, connue de tous et presque exclusivement employée jusqu'ici à la production des rayons X, et en transformateurs à courants alternatifs, très employés dans l'industrie, inutilisés jusqu'à présent en radiographie et que nous préconisons d'une façon toute particulière, pour les raisons exposées plus loin, pour remplacer, dans de nombreux cas, la bobine de Ruhmkorff à la production commode des nouvelles radiations; on peut enfin ranger dans une classe spéciale les appareils producteurs des courants alternatifs de grande fréquence et de haute tension qui peuvent aussi être utilisés à l'excitation des ampoules radiographiques.

Nous allons donc diviser ce chapitre en quatre parties : 1° les sources directes d'énergie électrique à haut potentiel; 2° les sources indirectes par l'emploi des générateurs et transformateurs à courants continus; 3° les sources indirectes par l'emploi des appareils producteurs et transformateurs de courants alternatifs de grande fréquence et haute tension; 4° enfin, les sources indirectes par l'emploi des générateurs et transformateurs à courants alternatifs simples, diphasés et triphasés.

SOURCES DIRECTES D'ÉNERGIE ÉLECTRIQUE. — On sait que les sources d'énergie électrique sont de trois sortes : thermiques, chimiques et mécaniques.

Les sources thermiques sont constituées par les piles thermo-électriques qui transforment directement l'énergie thermique en énergie électrique ; la force électro-motrice de chaque élément étant très faible, il faut en accoupler un nombre considérable pour obtenir une tension moyenne; il ne peut donc en être question pour la production de courants à haute tension; d'ailleurs, ces piles sont encore pratiquement inemployées et ne servent guère que de thermomètre différentiel dans l'étude de la chaleur rayonnante.

Les piles hydro-électriques qui transforment l'énergie chimique en énergie électrique sont plus puissantes et peuvent produire de grandes quantités d'électricité; mais, chaque élément ne produisant qu'une force électro-motrice de un à deux volts, on voit qu'il faudrait employer un nombre considérable d'éléments pour arriver aux tensions nécessaires à l'alimentation des ampoules à grand vide, tensions qui doivent atteindre quelques centaines de mille volts. La batterie colossale de MM. Warren de la Rue et Hugo Muller, qui groupèrent en tension jusqu'à 25,400 éléments de leur pile au chlorure d'argent, ne suffirait pas à produire une tension suffisante pour la production des rayons X; c'est assez montrer l'impossibilité presque absolue de l'emploi direct des piles.

L'emploi direct des accumulateurs, qui d'ailleurs ne constituent pas des générateurs primaires d'énergie électrique, est de même, pour de semblables motifs, matériellement impraticable.

Restent donc les sources mécaniques d'énergie électrique, qui comportent les machines d'induction magnéto et dynamo-électriques et les machines électro-statiques à frottement ou à influence.

Les machines magnéto ou dynamo-électriques à courant continu qui comportent un collecteur redresseur du courant, qui est forcément alternatif, sauf dans les machines unipolaires, ne peuvent être pratiquement construites au-dessus d'une certaine tension relativement très faible et ne dépassant guère quelques centaines de volts; l'isolement des bobines et surtout les étincelles produites aux balais ne permettraient pas l'augmentation de la tension; les machines unipolaires, qui, théoriquement, donnent un courant continu direct sans commutateur, ne peuvent guère être pratiquement construites que pour donner une tension de quelques volts; il n'y a donc pas à songer à l'emploi direct de ces courants.

Les machines à courants alternatifs ou alternateurs peuvent produire des tensions beaucoup plus élevées et théoriquement illimitées ; mais pratiquement les difficultés d'isolement de pièces en mouvement ou de bobines immobiles se trouvant à proximité des pièces en mouvement qui nécessitent une certaine surveillance, et les dangers matériels des courants à haute tension et intensité moyenne, font que l'on préfère ordinairement se tenir dans des tensions ne dépassant pas quelques milliers de volts, quitte à élever le potentiel par des transformateurs soigneusement isolés et à l'abri des accidents. Une partie de ces raisons n'existe plus, il est vrai, pour les courants de très faible intensité employés en radiographie et l'on pourrait, à la rigueur, construire un alternateur produisant directement des courants de potentiel suffisant à la production des rayons X; mais la si grande commodité de transformation des courants alternatifs rend absolument inutile cette disposition; d'ailleurs, l'emploi des courants alternatifs étant surtout intéressant dans le cas de l'utilisation du courant des secteurs de distribution d'énergie électrique par courants alternatifs, nous renvoyons plus loin l'étude de ces courants utilisés pour la production de la décharge électrique dans les tubes à grand vide.

Restent en somme, en fin de compte, les machines électro-statiques, qui sont, en réalité, les seules qui ont été jusqu'ici employées pour la production directe du courant à haute tension indispensable à l'excitation des ampoules radiographiques.

Nous ne nous arrêterons pas longtemps sur ce genre d'appareil, ayant l'occasion d'y revenir dans une autre partie de notre ouvrage.

La machine de Wimshurst, avec ou sans secteurs métalliques, qui est maintenant de beaucoup la plus employée des machines statiques et dont la figure 55 représente le modèle de M. Bonetti, peut parfaitement servir à produire la décharge électrique dans les ampoules radiographiques; il suffit pour cela de relier le pôle négatif de la machine à la cathode et le pôle positif à l'anode d'une ampoule quelconque.

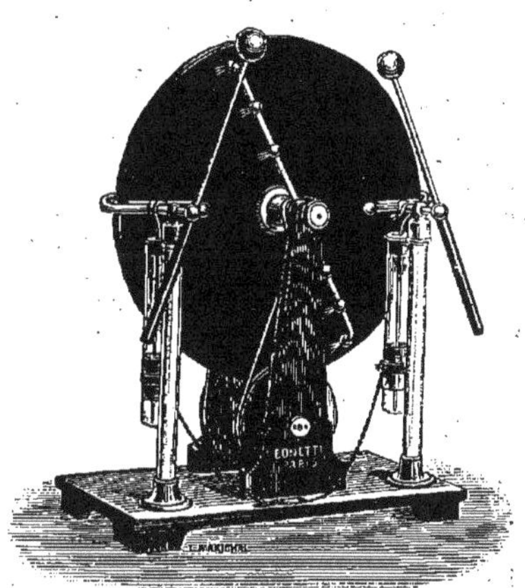
Fig. 55. — Machine électrostatique de M. Bonetti.

Toutefois, l'emploi des machines électro-statiques présente d'assez grands inconvénients, leur débit et leur tension sont loin d'être constants, ils peuvent varier pour une foule de raisons, par exemple la vitesse de rotation des plateaux et l'état hygrométrique de l'atmosphère; on n'est donc pas maître absolu de sa machine et il arrive fréquemment que l'ampoule forme condensateur, se charge et se trouve brisée par une puissante étincelle; aussi l'usage des machines électro-statiques s'est-il peu répandu en radiographie.

Nous croyons cependant que ces inconvénients des machines statiques viennent en grande partie de leur mauvaise utilisation, et il est bien évident qu'une machine placée dans une salle quelconque et mise en mouvement à la main fournira un débit très irrégulier; au contraire, en renfermant la machine dans une cage de verre contenant des matières desséchantes, de manière à rendre invariable l'état hygrométrique du milieu ambiant, en actionnant les plateaux par un moteur mécanique leur donnant une vitesse rigoureusement constante, nous pensons que le débit obtenu serait suffisamment régulier pour alimenter dans d'excellentes conditions un tube de Crookes.

M. Bonetti nous a, d'ailleurs, fait part des excellents résultats radiographiques obtenus par M. Guilloz à l'aide d'une de ses machines.

EMPLOI DES GÉNÉRATEURS ET TRANSFORMATEURS A COURANT CONTINU. — Jusqu'ici, la bobine d'induction de Ruhmkorff, alimentée par quelques éléments de pile, a presque uniquement monopolisé la production des rayons X; nous nous étendrons donc davantage sur sa description et son usage.

La bobine de Ruhmkorff est basée sur les phénomènes d'induction découverts par

Faraday et qu'il est nécessaire de rappeler en deux mots; ces phénomènes peuvent se résumer par la loi suivante :

Lorsqu'un courant électrique commence, augmente ou s'approche, il peut produire dans un circuit voisin indépendant un courant induit de sens inverse; lorsque, au contraire, ce courant diminue, s'éloigne ou s'interrompt, il induit dans le circuit voisin un courant de même sens.

L'appareil classique représenté par notre figure 56, imaginé par Faraday et construit par MM. Ducretet et Lejeune, permet de démontrer expérimentalement la loi précédente. Cet appareil est constitué par une bobine creuse H dans laquelle peut pénétrer une seconde bobine *i* de plus petit diamètre, pouvant elle-même recevoir en son centre un faisceau de fils de fer mobile F, dont nous indiquerons plus loin l'usage ; si, les deux extrémités du circuit de la bobine H étant reliées aux bornes d'un galvanomètre par les fils *b* et *b'* et la bobine *i* étant

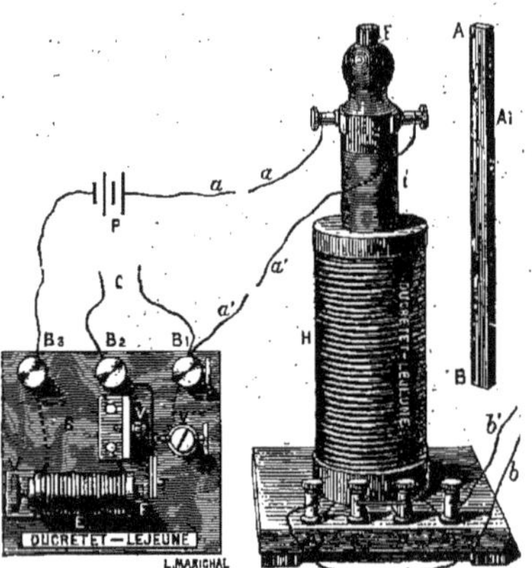

Fig. 56. — Bobine d'induction de Faraday.

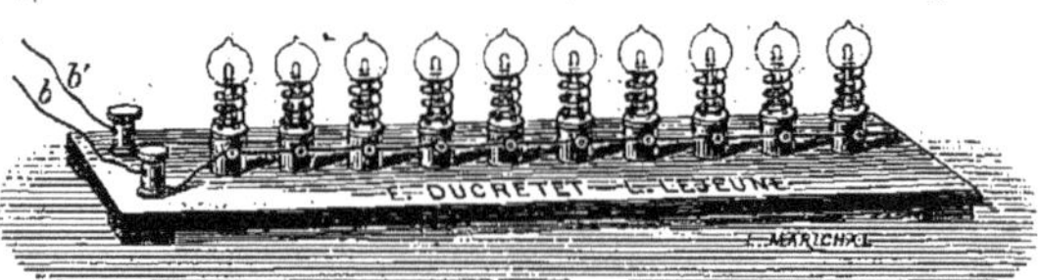

Fig. 57. — Effets des courants induits.

en communication avec une source d'électricité par les fils *a* et *a'*, on vient à approcher brusquement et à introduire la seconde bobine dans la première, le circuit de celle-ci est traversé par un courant dont l'intensité et le sens sont indiqués par le galvanomètre ; l'intensité est d'autant plus forte que le mouvement de la bobine mobile a été plus brusque et le sens est inverse de celui du courant inducteur. Si, après la remise au zéro de l'aiguille du galvanomètre, on retire violemment la bobine mobile, on constate la production d'un nouveau courant induit; mais cette fois l'aiguille est déviée en sens contraire, ce qui indique que les deux courants induit et inducteur sont de même sens. Si, au lieu d'approcher ou d'éloigner le courant inducteur, on produit dans la bobine *i* des variations brusques de courant à l'aide de résistances appropriées ou si l'on ferme et ouvre successivement le circuit, on constate, à chaque variation, la formation d'un courant induit, qui est de sens contraire lorsque le courant inducteur commence ou augmente et qui est de même sens lorsque le courant inducteur finit ou diminue.

Si, au lieu de la bobine mobile, on introduit dans la bobine H un aimant AB, on constate encore la production de courants induits qui sont de sens différents, suivant le mouvement d'approche ou d'éloignement de l'aimant et la direction de ses pôles.

Cette action des aimants explique l'accroissement des effets obtenus par la bobine *i* lorsqu'on place en son centre le faisceau F de fils de fer; dans ce cas, la bobine devient un électro-aimant et les deux actions du courant et de l'aimant sur le circuit induit s'additionnent et augmentent naturellement la puissance du courant induit.

Si, après avoir placé les uns dans les autres le faisceau de fils de fer et les deux bobines, on relie les deux bornes de la bobine *i* à un circuit contenant une pile et un interrupteur, on réalise un appareil en tout semblable à la bobine de Ruhmkorff; notre figure 56 montre cette disposition : en P se trouve la pile, et l'interrupteur placé au-dessous est formé d'un petit électro-aimant E, dont le noyau aimanté F attire le trembleur T qui interrompt le circuit en V"; l'aimantation cesse alors, le trembleur n'est plus attiré, rétablit la communication et ainsi de suite; les vis V, V' et V" servent à régler l'appareil. On voit donc qu'il se produit de la sorte une série d'ouvertures et de fermetures successives du circuit engendrant une série de courants induits, tantôt directs, tantôt inverses; la tension de ces courants varie pour un même courant inducteur avec la longueur du circuit induit, comme on peut également le démontrer avec l'appareil précédent; à cet effet, la bobine extérieure H est formée par deux enroulements aboutissant aux bornes A A' et B B', et pouvant être groupés en série ou en quantité; lorsqu'on monte les enroulements en série, on obtient un voltage double de celui obtenu avec le montage en quantité, mais l'intensité du courant est réduite de moitié et la quantité d'énergie électrique réalisée par induction est rigoureusement la même dans les deux cas; une série de petites lampes à incandescence L (fig. 57) permettent de rendre ce fait palpable; le même nombre de lampes peuvent, en effet, être illuminées dans les deux sortes de montage, mais elles doivent être montées dans l'un des cas toutes en quantité et dans l'autre par deux en tension.

On voit donc, d'après ce qui précède, qu'il est facile d'obtenir, avec un appareil du même genre, des courants induits à n'importe quelle tension et qu'il suffit simplement pour cela de prendre un fil induit de longueur appropriée; mais il ne faut pas oublier que ce que l'on gagne en tension, on le perd en intensité; en effet, si la tension est fonction de la longueur du fil induit, l'intensité du courant est proportionnelle à sa section; d'un autre côté, le rendement diminue lorsque, par suite du trop grand diamètre de la bobine extérieure, les dernières spires du circuit induit sont trop éloignées du circuit inducteur et de son faisceau de fils de fer; pour un même noyau inducteur, il est donc absolument indispensable de réduire le diamètre du fil induit, et par suite l'intensité du courant produit, lorsqu'on veut augmenter la longueur du circuit et conséquemment la tension du courant induit; il est d'ailleurs évident qu'ici, comme en toutes choses, on ne peut espérer dépasser le rendement théorique et qu'une certaine quantité d'énergie, électrique ou autre, ne pourra jamais, en se transformant, engendrer une quantité supérieure d'énergie et réaliser l'utopie du mouvement perpétuel; on peut toutefois se rapprocher plus ou moins du rendement théorique et, suivant les proportions et dispositions de l'appareil, le rendement pratique sera différent; avec la bobine de Ruhmkorff, que nous allons maintenant examiner, et qui constitue un très mauvais transformateur d'énergie, comparativement à la plupart des appareils électriques, ce rendement n'atteint pas 20 o/o, tandis qu'il est de 98 o/o dans certaines dynamos.

La bobine de Ruhmkorff. — La bobine de Ruhmkorff, dont la figure 58 représente le modèle de démonstration construit par MM. Ducretet et Lejeune, est théoriquement en tout semblable à l'appareil que nous venons de décrire; elle n'en diffère que par ses dispositions particulières : la bobine B, possédant un noyau de fils de fer, reçoit d'abord l'enroulement inducteur, composé d'un fil de section relativement grande et de faible longueur, sur lequel on enroule ensuite le circuit induit de très faible section et de très grande longueur; la proportion entre les longueurs et sections des fils inducteur et induit varie d'ailleurs suivant les effets à obtenir et la destination de l'appareil; pour l'allumage du mélange détonant des moteurs à gaz ou à pétrole, par exemple, où il faut une étincelle très chaude, mais de très faible longueur, l'enroulement induit des bobines utilisées est relativement très gros, la tension du courant induit est, par suite, assez peu élevée, mais son intensité relativement grande; pour la radiographie, au contraire, qui demande de très grandes tensions et ne nécessite pas une forte intensité, le circuit induit des bobines employées est très fin et très long.

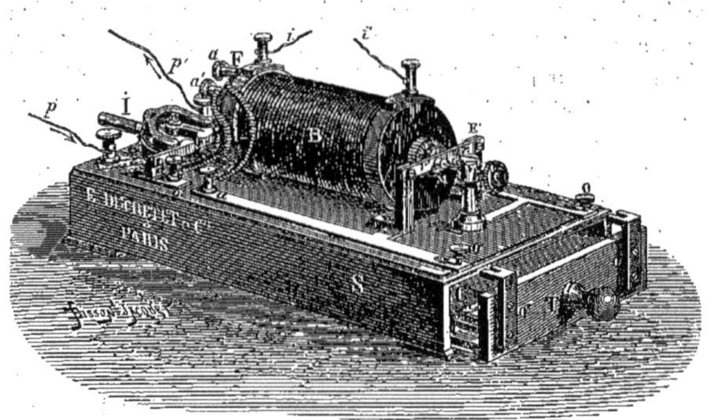

Fig. 58. — Bobine de démonstration de MM. Ducretet et Lejeune.

Le courant primaire arrive aux bornes de l'appareil par les conducteurs p, p', passe ordinairement dans un commutateur spécial I qui permet d'en inverser le sens, puis se rend dans le circuit inducteur par l'interrupteur M, assez semblable à celui décrit plus haut (fig. 56), et qui interrompt constamment et plus ou moins rapidement le courant inducteur et produit les chocs électriques successifs nécessaires à la production du courant induit..

Puisqu'on a l'habitude très commode de comparer les phénomènes électriques aux phénomènes hydrauliques, nous pouvons nous permettre une nouvelle comparaison qui ne manque pas d'ailleurs de justesse : le bélier hydraulique est un appareil qui utilise le choc d'arrêt d'une veine liquide pour élever une partie de ce liquide à une hauteur bien supérieure à sa hauteur de chute; un organe approprié, sorte de trembleur, produit, par ses pulsations continues, l'ouverture et la fermeture brusque de la conduite et chaque fermeture provoque le choc hydraulique ou coup de bélier qui réalise l'élévation d'une partie du liquide; la hauteur d'élévation pourra d'ailleurs être d'autant plus importante que la quantité de liquide à élever sera plus restreinte ; on voit donc que le bélier hydraulique transforme un courant hydraulique de grand volume et de faible pression, fréquemment interrompu par un interrupteur spécial, en un courant hydraulique de faible volume, mais de grande pression, la pression de ce second courant pouvant être d'autant plus forte que son volume est plus faible; de même la bobine de Ruhmkorff transforme un courant électrique de grande intensité et de faible tension fréquemment interrompu par un interrupteur spécial en un courant électrique de faible intensité et de haute tension, la tension de ce courant pouvant également être d'autant plus élevée que sera basse son intensité. Comme on le voit, l'analogie, quoique non absolue, est frappante et autorise la comparaison que nous venons de faire.

Cloisonnement du circuit secondaire. — Pour les bobines de grandes dimensions, il est utile de diviser le circuit secondaire en plusieurs parties séparées par des disques isolants. Cette disposition, proposée par Poggendorff, partage le circuit secondaire en une série de bobines différentes, juxtaposées et groupées en tension, et permet de réaliser une sûreté d'isolement beaucoup plus grande; en effet, lorsque la bobine est unique et le fil enroulé en couches superposées sous forme de spirales allant d'une extrémité à l'autre pour revenir ensuite à leur point de départ, les deux spires qui se superposent à l'une des extrémités et ne sont séparées que par la légère épaisseur de substance qui les isole se trouvent à des potentiels très différents, par suite de la grande longueur de fil équivalant à deux couches qui les sépare électriquement, et il est à craindre qu'une étincelle ne jaillisse entre elles, perçant l'isolant et annulant l'effet utile des deux couches de fil mises ainsi en court circuit. Avec le mode de construction indiqué plus haut, il n'y a plus superposition directe de fils présentant une grande différence de potentiel et l'accident d'un court circuit intérieur est beaucoup moins à craindre.

Dans la bobine imaginée par Siemens, les précautions prises pour l'isolement sont encore plus grandes, et, outre le cloisonnement, la séparation entre les deux circuits inducteur et induit est réalisée par un tube d'ébonite cylindrique à l'intérieur, mais dont l'épaisseur augmente du milieu aux extrémités; la tension du courant induit allant en croissant du milieu aux extrémités, c'est à ces extrémités que la rupture par une étincelle de la cloison isolante qui sépare les deux circuits est le plus à craindre et il est logique que ces parties plus exposées soient renforcées; par exemple, dans une des grandes bobines de Siemens de 95 centimètres de longueur, le tube d'ébonite séparateur n'a que 12 millimètres d'épaisseur au milieu, tandis qu'il possède 26 millimètres d'épaisseur aux extrémités; cette bobine, cloisonnée par quinze disques d'ébonite et possédant une longueur de fil secondaire égale à 129,000 mètres, peut donner avec six éléments de Bunsen une étincelle de 58 centimètres.

Malgré sa puissance, cette bobine n'est pourtant pas la plus grande qui ait été construite et nous croyons intéressant de citer ici, à titre de curiosité, la bobine de l'Institut polytechnique de Londres et celle de M. Spottiswoode. La première, qui a trois mètres de longueur, possède un noyau de fils de fer de 46 kilogrammes ; le circuit inducteur est constitué par un fil de 3,450 mètres de long et pesant 54 kilogrammes ; le fil induit, d'un diamètre de 4/10es de millimètre, a 241 kilomètres de longueur ; avec 40 éléments de Bunsen, cette bobine donne des étincelles de 74 centimètres paraissant avoir près de deux millimètres de diamètre et pouvant percer une plaque de verre de 127 millimètres.

La seconde bobine, construite par M. Apps pour M. Spottiswoode, est moins longue que la précédente, mais beaucoup plus grosse; elle pèse 762 kilogrammes, a 1^{m},22 de longueur et 0^{m},508 de diamètre; son fil secondaire présente une longueur de plus de 450 kilomètres et la longueur des étincelles produites peut atteindre 1^{m},08 avec 30 éléments Grove.

Le condensateur. — En outre des organes décrits plus haut, les bobines d'induction actuelles sont ordinairement munies d'un condensateur placé dans le socle de l'appareil et relié aux extrémités du circuit inducteur; ce condensateur, dont l'adjonction a été proposée par Fizeau, est constitué par une série de feuilles d'étain superposées et isolées entre elles par des feuilles plus grandes de mica, de papier paraffiné, de gutta-percha ou de soie; toutes les feuilles d'étain de numéros pairs sont réunies entre elles et avec l'une des extrémités du circuit inducteur, de même toutes les feuilles de numéros impairs sont en communication entre elles et avec l'autre extrémité du fil inducteur; sur notre figure 58, qui est un modèle démontable de démonstration, le condensateur C se trouve dans un tiroir T pouvant s'ouvrir, ses deux pôles sont en communication avec les pièces métalliques *o* et *o'* qui viennent se placer sous les vis *o*, *o'*, qui les mettent en communication avec les extrémités du circuit inducteur *a*, *a'*; il est à remarquer qu'il n'existe aucun contact électrique entre les deux pôles du condensateur et qu'aucun courant ne le traverse; ses grandes surfaces se chargent simplement et se déchargent comme une bouteille de Leyde ou un condensateur ordinaire.

Pour expliquer la fonction du condensateur, il est indispensable d'indiquer les phénomènes de self-induction; le courant inducteur agissant par ses pulsations sur un circuit voisin, il est très naturel que ses différentes spires agissent également les unes sur les autres et que le circuit inducteur soit lui-même le siège de courants induits qui paralysent ou augmentent sa puissance; ce sont ces phénomènes d'induction d'un courant sur son propre circuit que l'on nomme self-induction; lorsque le courant commence, il induit dans son propre circuit un courant de sens inverse qui l'affaiblit et l'empêche de développer tout de suite sa puissance entière; lorsque, au contraire, il prend fin, il induit un courant de même sens, appelé extra-courant, qui renforce son action et produit l'étincelle de fermeture que l'on remarque, par exemple, dans les interrupteurs des bobines d'induction et qui est utilisée dans de nombreux allumeurs électriques.

Lorsque, dans une bobine d'induction, le courant inducteur se trouve interrompu, l'extra-courant qu'il induit dans son propre circuit tend à prolonger l'aimantation du noyau de fils de fer, d'où il résulte que la cessation de l'effet inducteur est moins brusque et que, par suite, la tension du courant produit dans le circuit induit est moindre; d'un autre côté, l'étincelle de rupture qui se produit à l'interrupteur est particulièrement néfaste : elle ronge petit à petit les surfaces de contact de l'interrupteur et peut même amener leur soudure, qui entraîne l'arrêt et la détérioration de l'appareil. Il y a donc tout intérêt à diminuer dans la mesure du possible l'extra-courant de fermeture ou mieux encore à l'utiliser à la rapide désaimantation du noyau inducteur qu'il a tendance à prolonger, ce qui est nuisible au bon rendement du transformateur. Le condensateur remplit ce rôle, voici comment : l'extra-courant produit par l'interruption du courant inducteur se répand dans le condensateur et le charge, mais celui-ci se décharge de lui-même instantanément dans le circuit inducteur et y envoie un courant de sens inverse qui détruit brusquement l'aimantation du noyau et augmente par suite la tension du courant induit; quant à l'étincelle de rupture, elle se trouve atténuée, puisque une partie de l'électricité qui la produisait est employée à charger le condensateur.

Nature des courants donnés par la bobine de Ruhmkorff. — D'après ce que nous avons dit et puisque les courants induits sont, par rapport au courant inducteur, tantôt de même sens et tantôt de sens inverse, on pourrait croire que les courants produits par une bobine d'induction sont alternatifs et s'étonner, à juste titre, des noms de pôle positif et pôle négatif donnés aux deux bornes de la bobine communiquant à l'anode et à la cathode des ampoules radiographiques, ainsi que de la disposition des électrodes de la plupart de ces ampoules qui ne peuvent pas être inversées; il n'est donc pas inutile d'expliquer ce semblant d'anomalie qui est trop souvent laissé de côté et qui doit embrouiller fréquemment de nombreux lecteurs à qui l'on dit d'un côté, sans autres explications, que la bobine de Ruhmkorff est un générateur de courants alternatifs, c'est-à-dire de courants dont le sens est périodiquement renversé, et qui trouvent plus loin, dans le même ouvrage, que les effets produits dans les tubes à vide sont tout différents suivant les pôles et qu'il faut prendre grand soin de relier le pôle positif de la bobine à l'électrode de l'ampoule réservée pour l'anode et le pôle négatif à l'électrode devant servir de cathode. Nous admettons que cela est un simple oubli, que nous excusons d'autant plus volontiers que nous pourrions peut-être en commettre d'aussi importants; nous allons en tout cas expliquer cette contradiction.

Si l'on réunit les deux pôles du circuit induit par un fil peu résistant, les courants qui le parcourent sont bien alternatifs, comme on peut le constater facilement en y intercalant un galvanomètre; mais, si l'on introduit dans ce circuit des résistances suffisantes, on constate que les courants induits de même sens que le courant inducteur, c'est-à-dire ceux produits par la rupture du circuit inducteur, les traversent beaucoup plus facilement et qu'il arrive même un moment où ces courants passent seuls et où l'on peut négliger d'une manière absolue les courants inverses produits à la fermeture du circuit inducteur. Donc, en séparant par un intervalle suffisant les boules métalliques entre lesquelles jaillissent les étincelles ou en intercalant un tube à vide suffisamment résistant dans le circuit secondaire, les courants produits par la bobine ne seront plus des courants alternatifs, mais bien des courants de même sens constamment interrompus et l'on pourra considérer l'un des deux pôles de la bobine comme le pôle positif et l'autre comme le pôle négatif. Ce fait, qui explique le mauvais rendement de la bobine d'induction comme transformateur, puisqu'une notable partie du courant induit se trouve totalement perdue, résulte de ce que l'aimantation du noyau de fils de fer demande plus de temps pour se produire que pour disparaître et que par suite la tension du courant induit de rupture est beaucoup plus élevée que celle du courant induit de fermeture ; nous avons vu que le condensateur provoque la rapide désaimantation du noyau et contribue conséquemment à ce phénomène.

Il n'est pas sans intérêt d'indiquer ici un moyen simple et élégant de reconnaître rapidement le sens du courant donné par une bobine de Ruhmkorff ; il suffit pour cela de faire jaillir l'étincelle entre deux fils de fer d'environ un demi-millimètre de diamètre dont les extrémités en regard sont situées à quelques centimètres l'une de l'autre ; le fil correspondant au pôle négatif ne tarde pas à rougir au blanc et à entrer partiellement en fusion, tandis que le fil correspondant au pôle positif atteint à peine la température du rouge cerise ; en remplaçant les fils de fer par deux petits morceaux de braise de boulanger, l'endroit où vient frapper l'étincelle sur le charbon relié au pôle négatif présente l'aspect d'un point lumineux très brillant qui se déplace sans cesse, tandis que l'endroit d'où jaillit l'étincelle sur le pôle positif est fixe et se recouvre rapidement de cendre.

Les interrupteurs. — Un des organes les plus importants de la bobine de Ruhmkorff est l'interrupteur employé pour rompre et établir successivement le circuit primaire ; cet organe constitue d'ailleurs la partie caractéristique des différents modèles de bobines. Nous allons donc lui consacrer quelques lignes.

Le système le plus simple d'interrupteur consiste en un trembleur semblable au trembleur des sonnettes électriques et simplement composé d'une petite masse de fer fixée à l'extrémité d'un ressort et attirée par le noyau de fer de la bobine aimantée lorsque passe le courant ; par ce mouvement, le ressort abandonne l'extrémité d'une vis de réglage et rompt le circuit pour le rétablir aussitôt par suite de la désaimantation du noyau qui abandonne la masse de fer à l'action de son ressort ; l'usure des pièces de contact étant très rapide, par suite des étincelles de rupture, on les garnit ordinairement de petits cylindres de platine qui résistent un peu plus longtemps.

MM. Ducretet et Lejeune ont apporté dernièrement une ingénieuse modification à ce trembleur ; ils remplacent les contacts de platine rivés ou vissés sur le ressort du trembleur et sur l'extrémité de sa vis de réglage, par de petits ajutages recevant à frottement doux des tiges de platine d'une certaine longueur fixées par une petite vis de pression latérale et pouvant, avec la plus grande facilité, être avancées au fur et à mesure de leur usure et être retirées pour régulariser leur extrémité inégalement rongée ; un petit levier garni de caoutchouc et appuyant plus ou moins sur le ressort, à l'aide d'une vis de réglage supplémentaire, permet d'obtenir le maximum de longueur d'étincelle en réglant la tension du ressort de telle sorte qu'il ne puisse rompre le circuit que lorsque l'aimantation du noyau aura atteint son maximum de puissance.

Le trembleur de la bobine (fig. 58) est un peu différent : la lame vibrante supportant la petite masse de fer M est fixée par ses deux extrémités r, r' à deux montants en équerre E, E'; la vis de réglage V amène le courant à la lame vibrante dont les déplacements sont de faible amplitude et par suite très rapides; les surfaces de contact sont garnies de platine.

Cet interrupteur fonctionne bien pour les bobines de petites dimensions, mais il devient tout à fait insuffisant pour les grandes bobines, l'usure des pièces de contact par l'étincelle de rupture nécessitant, dans ce cas, leur remplacement continu; aussi on emploie presque uniquement l'interrupteur à mercure de Foucault pour les appareils de forte taille. Cet interrupteur, dont la figure 59 représente le modèle construit par MM. Ducretet et Lejeune, est constitué par un balancier supporté par une lame verticale flexible dont la durée d'oscillation peut être réglée à l'aide d'une petite masse sphérique pouvant se lever ou s'abaisser sur une petite tige verticale prolongeant la lame flexible; une des extrémités du balancier horizontal supporte une petite palette de fer doux, qui peut être attirée par un électro-aimant double alimenté par le courant d'une pile spéciale; l'autre extrémité est garnie de deux tiges verticales de platine qui peuvent plonger dans le mercure contenu dans deux godets de cristal; lorsque le courant passe, l'électro-aimant s'aimante et attire la palette de fer doux, ce qui a pour résultat de faire sortir les deux tiges de platine du mercure des godets et comme conséquence d'interrompre le courant alimentant le circuit primaire de la bobine et passant par le mercure et la tige de l'un des godets, ainsi que le courant qui alimente l'électro-aimant et qui passe par le mercure et la tige de l'autre godet; le noyau de l'électro-aimant cesse donc aussitôt d'être aimanté et abandonne la palette, ce qui permet aux deux tiges de rétablir les deux circuits de la bobine et de l'électro-aimant; les mêmes phénomènes se reproduisent tant que passe le courant électrique alimentant l'électro-aimant; au repos, les deux tiges de platine effleurent

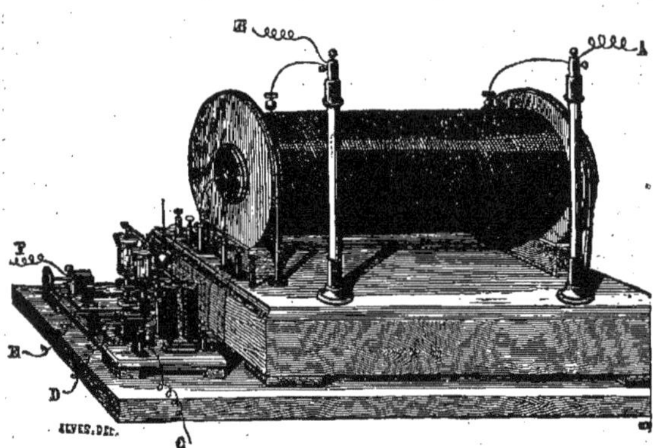
Fig. 59. — Bobine de Ruhmkorff à interrupteur séparé de Foucault.

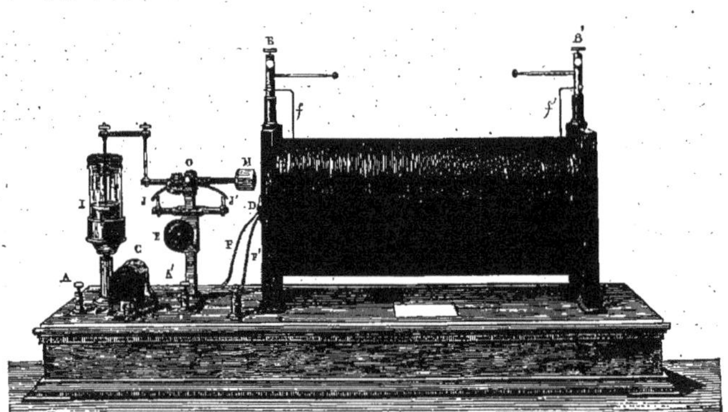
Fig. 60. — Bobine d'induction à interrupteur de Foucault.

simplement le mercure sans y pénétrer : il faut donc au début amorcer l'appareil et provoquer la descente des tiges en appuyant avec le doigt sur l'extrémité du balancier opposée à la palette de fer doux; le dessus du mercure des godets doit être recouvert d'une légère couche d'alcool qui empêche l'oxydation du mercure par les étincelles de rupture et provoque une rupture brusque du contact en se glissant entre la pointe des tiges et le mercure. Il est bon d'employer de l'alcool très concentré, sinon absolu, qui est bien plus isolant que l'alcool étendu d'eau ; enfin, certains opérateurs proposent d'employer un amalgame de platine, au lieu de mercure, de façon à obtenir un contact encore meilleur.

Dans l'appareil que nous venons de décrire, l'interrupteur de Foucault est complètement indépendant de la bobine et est alimenté par un courant électrique spécial; on peut toutefois, comme l'indique la figure 60, représentant une bobine de M. Radiguet, rendre l'appareil solidaire de la bobine et l'actionner par le courant inducteur lui-même ; le mouvement est ici provoqué par l'aimantation et la désaimantation successives du noyau de fils de fer de la bobine ; un seul godet suffit donc au fonctionnement de l'appareil.

Un grand nombre d'autres interrupteurs ont été proposés fonctionnant soit à la main, soit à l'aide d'un mouvement d'horlogerie, soit encore par un petit moteur électrique spécial, et il serait bien long de les tous décrire ; aussi ne nous arrêterons-nous encore que sur les interrupteurs les plus nouveaux, spécialement imaginés pour la production des rayons X ; dans ce nombre rentrent les interrupteurs de M. Richard-Ch. Heller, de MM. Gaiffe et d'Arsonval, de M. Chabaud et de M. Radiguet.

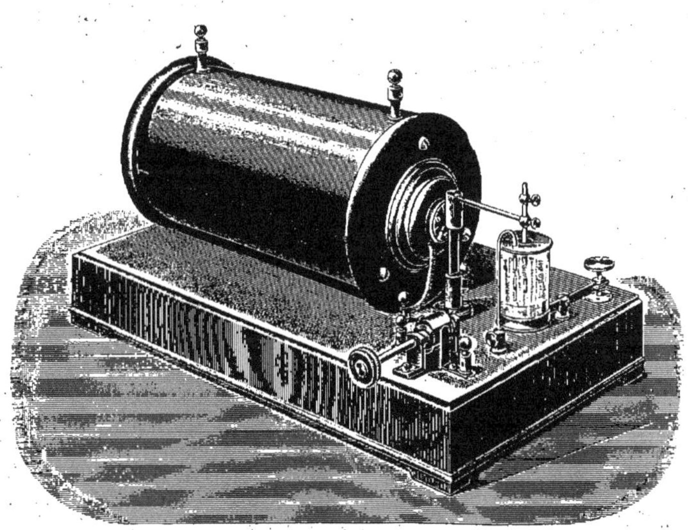

Fig. 61. — Bobine d'induction munie du nouvel interrupteur à mercure de M. Richard-Ch. Heller.

L'interrupteur de M. Richard-Ch. Heller, dont est munie la bobine de notre figure 61, consiste en une très ingénieuse simplification de l'interrupteur Foucault ; une lame flexible verticale fixée sur le socle de l'appareil porte à sa partie supérieure une petite masse de fer doux placée en regard de l'extrémité du noyau de fils de fer de la bobine ; une légère barre horizontale vissée dans la masse de fer doux reçoit à son autre extrémité la tige de platine plongeant dans le mercure du godet ; le réglage peut s'effectuer soit en élevant plus ou moins la tige de platine qui se trouve fixée à l'aide d'une petite vis spéciale, soit en déplaçant le godet de cristal par une vis et un levier particulier visible sur notre gravure ; on peut ainsi réaliser des vitesses d'interruption très variables, rapides pour diminuer les scintillements si désagréables en fluoroscopie, plus lentes pour obtenir en radiographie le maximum de rendement en rayons X.

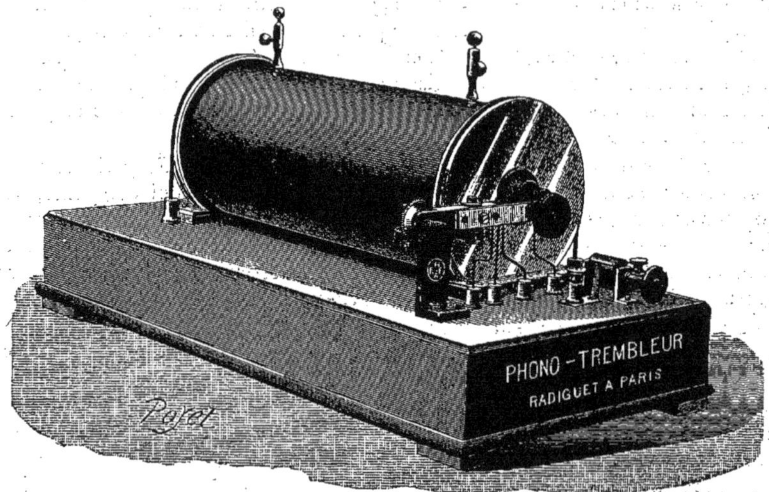

Fig. 62. — Bobine de M. Radiguet munie du phono-trembleur.

Le phono-trembleur de M. Radiguet, dont est munie la bobine de la figure 62, est destiné à permettre un réglage plus facile et à atténuer dans une forte proportion le bruit si désagréable des trembleurs à marteau ordinaires; le ressort portant le marteau de fer doux, dont l'attraction par le noyau de fils de fer de la bobine produit la rupture du circuit, est fixé sur une petite règle isolante d'ébonite qui porte sur son côté opposé la pièce de cuivre recevant la vis de réglage garnie de platine qui amène le courant au ressort interrupteur; tout cet ensemble est mobile autour d'un axe vertical et peut se déplacer sous l'action d'une vis supplémentaire, pour se rapprocher ou s'éloigner plus ou moins de l'extrémité du noyau de fils de fer de la bobine; grâce à cette disposition, le réglage peut être obtenu d'une façon parfaite et s'effectuer de deux manières différentes, soit en agissant sur la vis de réglage ordinaire, soit en déplaçant l'ensemble de l'interrupteur à l'aide de la vis supplémentaire; la diminution du bruit est obtenue par un réglage approprié.

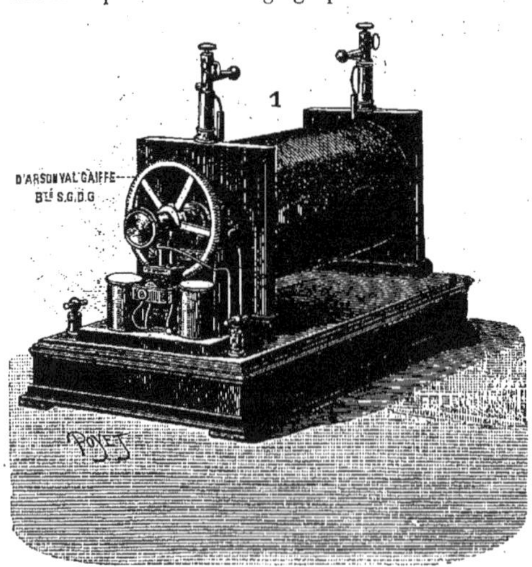

Fig. 63. — Bobine d'induction munie de l'interrupteur d'Arsonval-Gaiffe.

Le principal inconvénient des interrupteurs à trembleur réside dans l'usure rapide, par les étincelles de rupture, des surfaces de contact, usure qui est d'autant plus énergique qu'elle s'effectue irrégulièrement; il peut même se produire parfois une fusion partielle amenant la soudure des pièces de l'interrupteur, ce qui entraîne non seulement l'arrêt de l'appareil, mais encore sa mise hors de service par suite de l'échauffement de l'inducteur traversé par un courant trop intense; le dispositif ingénieux de MM. d'Arsonval et Gaiffe, que nous allons décrire, a pour objet de produire l'usure régulière des surfaces de contact et d'empêcher d'une manière absolue tout collage, même après une marche longue et continue de l'appareil.

Ce dispositif, représenté par la figure 63, consiste simplement dans la production d'un mouvement de rotation continu d'une des surfaces de contact; à cet effet, la vis de réglage est montée sur le moyeu d'une grande roue dentée qui est entraînée par un pignon en fibre isolante calé sur l'arbre d'un petit moteur électrique actionné par une dérivation du courant alimentant la bobine; ce moteur n'exige pour sa marche qu'un courant inférieur à 0,6 ampère sous 10 à 12 volts aux bornes; deux résistances bobinées sur noyau de fer doux empêchent par leur grande self-induction l'extra-courant de traverser le moteur; le trembleur, du modèle Gaiffe, est constitué par une palette de fer fixée au milieu d'un ressort plat maintenu par ses deux extrémités et dont l'élasticité de torsion procure de grandes vitesses d'interruption; cette disposition du trembleur est peu visible sur notre figure 63, mais se montre clairement sur la gravure 77, page 63. Les bobines munies de l'interrupteur d'Arsonval-Gaiffe peuvent fonctionner d'une manière continue pendant de longues durées sans nécessiter aucune surveillance.

On a vu au chapitre précédent que l'augmentation du nombre des interruptions amenait une diminution dans la formation des rayons X et qu'il existait pour chaque bobine un maximum de production correspondant à un nombre déterminé d'interruptions différent pour chaque appareil; d'autre part, certaines ampoules s'échauffent avec une rapidité très grande et il est nécessaire d'interrompre fréquemment leur fonctionnement ou, ce qui est bien préférable, de régler le nombre d'interruptions, de manière à ne pas dépasser un échauffement trop considérable; il est donc très avantageux de posséder un interrupteur dont on peut régler d'une façon parfaite le nombre d'interruptions.

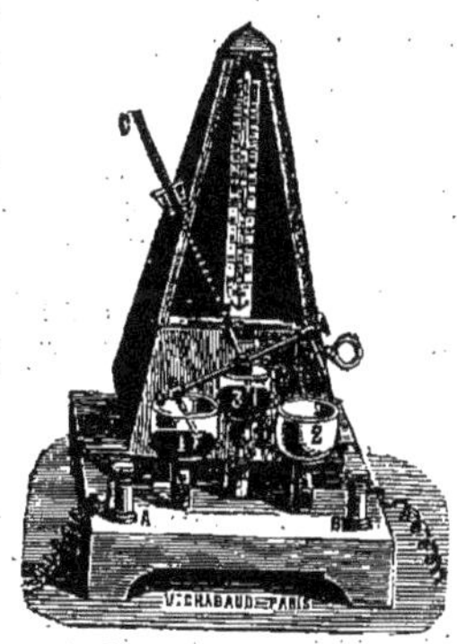

Fig. 64. — Interrupteur-métronome de M. V. Chabaud.

Ce sont ces raisons qui ont amené M. Chabaud à créer l'interrupteur-métronome représenté par notre figure 64; cet appareil est constitué par un métronome ordinaire, sur la lame oscillante duquel est monté un levier horizontal supportant trois tiges verticales pouvant plonger plus ou moins dans trois godets contenant du mercure; le courant arrive par la tige du milieu, qui doit rester constamment dans le mercure de son godet et passe dans les deux autres godets par les tiges latérales dont l'entrée et la sortie du mercure provoquent les interruptions du courant; la rapidité de ces interruptions peut être réglée de plusieurs façons différentes: on obtiendra un contact plus ou moins court en remontant les tiges de platine qui plongent dans les godets latéraux ou en déplaçant ces godets dans le sens de leur hauteur et en les arrêtant au point voulu avec une vis de serrage que porte chacune des colonnes; on agira sur la durée de repos entre deux contacts successifs, soit en déplaçant la masse métallique qui glisse sur la tige oscillante du métronome, soit en ne mettant du mercure que dans un seul des godets latéraux de telle sorte que le contact n'ait lieu que toutes

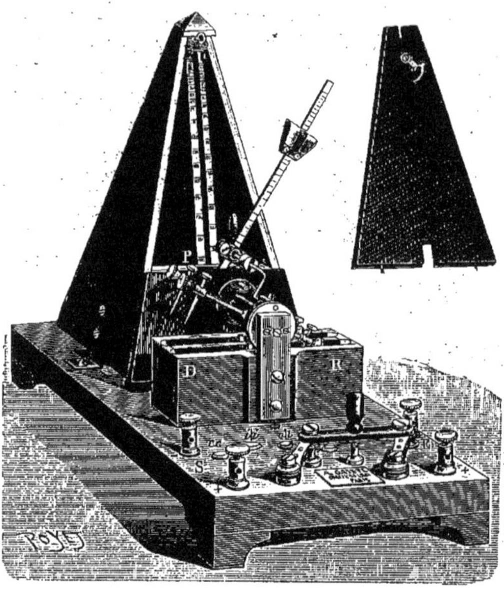

Fig. 65. — Interrupteur-métronome de M. Gaiffe.

les deux oscillations. En combinant ces multiples manières de réglage, on peut se placer dans les meilleures conditions de marche pour le rendement maximum en rayons X et pour le bon fonctionnement de l'ampoule.

La figure 65 représente un appareil analogue, construit par M. Gaiffe sur les indications de MM. Brogomé et Huet, et muni d'un commutateur spécial jouant le rôle d'interrupteur et d'inverseur de courant.

Source primaire d'électricité pour l'alimentation des bobines d'induction. — La bobine de Ruhmkorff n'est pas un générateur d'électricité et ne pourrait, par elle-même, fournir la moindre quantité d'énergie électrique. C'est un simple transformateur à qui il faut fournir l'électricité sous une certaine forme pour la recueillir sous une forme différente.

Toutes les sources d'électricité à courant continu peuvent être employées à l'alimentation des bobines de Ruhmkorff, pourvu toutefois que le courant qu'elles produisent soit au voltage correspondant à l'enroulement inducteur de la bobine.

On emploie plus généralement une batterie à treuil au bichromate de potasse, comme celle de M. Radiguet, représentée par la figure 66, ou celle de MM. Ducretet et Lejeune, que montre la figure 67; tout le monde connaît ces batteries, dont chaque élément est constitué par une plaque de zinc formant pôle négatif entourée de deux plaques de charbon de cornue formant pôle positif et plongeant dans une solution de bichromate de potasse ou de soude dans de l'eau acidulée contenue dans des vases de grès ou de verre; les différents couples zinc-charbon sont groupés ordinairement en tension et sont suspendus par des chaînes ou cordes à un treuil à

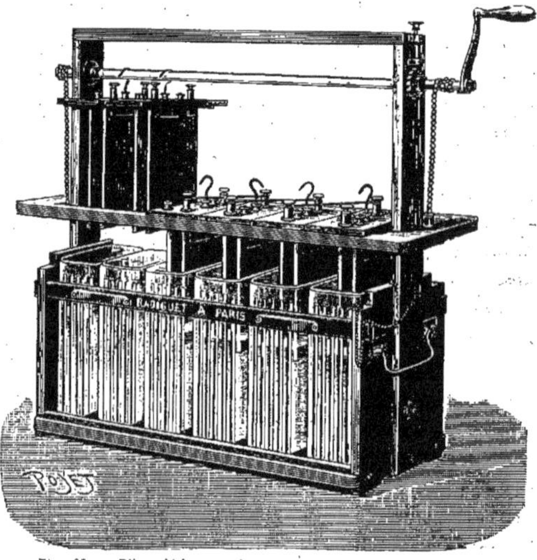

Fig. 66. — Pile au bichromate de potasse à un liquide de M. Radiguet.

manivelles qui permet de les retirer de la solution active lorsque l'appareil est au repos et de les y plonger plus ou moins, suivant l'intensité du courant que l'on désire produire et le degré d'épuisement du liquide. Cette facilité de réglage rend ces appareils très commodes; mais il est bien évident que l'on peut employer également des piles au bichromate à deux liquides qui sont plus constantes ou toute autre espèce de pile dont nous décrirons dans une autre partie de notre ouvrage les types les plus récents.

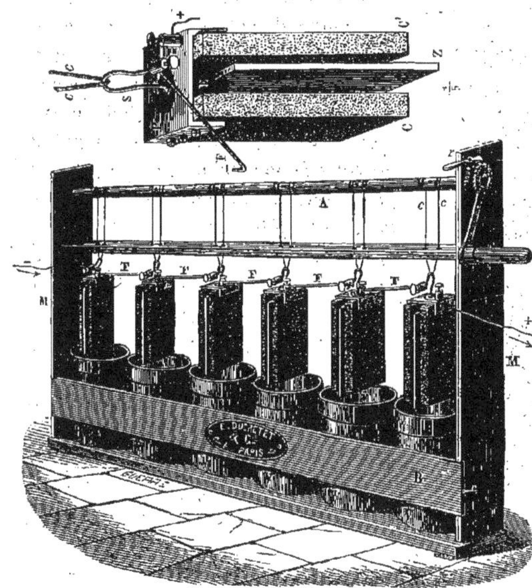
Fig. 67. — Pile au bichromate de potasse à un liquide de MM. Ducretet et Lejeune.

Pour les expériences de longue durée, il est même préférable d'employer des piles à deux liquides, qui se polarisent beaucoup moins rapidement; la pile Fuller, de MM. Ducretet et Lejeune, représentée par notre figure 68, convient parfaitement; elle est à deux liquides, solution de bichromate de potasse ou de soude et eau acidulée; le montage des charbons est à contacts inoxydables, ce qui assure un bon fonctionnement durable; un bâti spécial permet de relever plus ou moins les zincs Z, ceux-ci sont fixés sur un cadre B mobile au moyen d'un nouveau système d'encliquetage mû par le jeu des poignées M, M agissant directement sur les crémaillères R, R.

La batterie à treuil de M. Radiguet (fig. 69) est également tout indiquée pour l'usage qui nous occupe; elle peut fonctionner trente à quarante heures à circuit fermé et ne s'use presque pas à circuit ouvert; les cinq charbons plongés dans le vase extérieur et munis d'une tige de maillechort sont fixés chacun par un écrou sur une couronne de bois durci; la communication entre eux est établie par un cercle de maillechort placé entre les écrous et la couronne de bois; les vases poreux sont émaillés dans le haut et les zincs qu'ils reçoivent, plus épais dans le bas, sont amalgamés dans la masse; enfin les connexions entre les différents éléments sont obtenues par des fils souples.

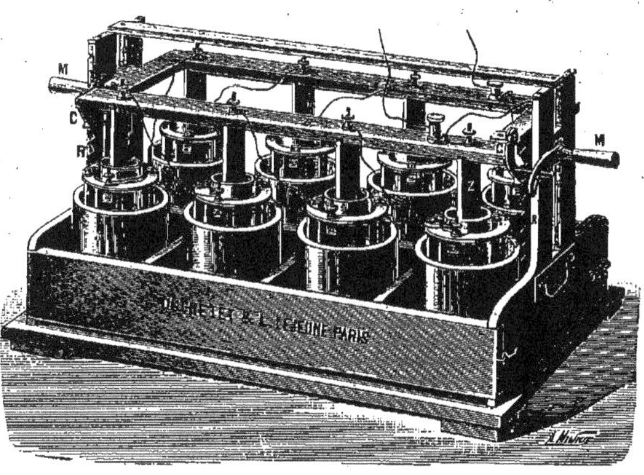

Fig. 68. — Pile Fuller de MM. Ducretet et Lejeune.

Si l'on possède une petite force motrice susceptible d'actionner une machine dynamo, on trouvera un réel avantage à s'en servir pour produire le courant nécessaire, les piles étant d'un fonctionnement très coûteux et d'un entretien et maniement peu agréables; mais, si l'on se sert directement du courant engendré par une dynamo, il faudra que ce courant soit au voltage voulu, c'est-à-dire une vingtaine de volts au maximum, et il ne faudrait pas, sous peine de voir sa bobine mise complètement hors de service, la brancher sur une canalisation à 50, 70 ou 110 volts qui sont les tensions les plus couramment utilisées dans les dynamos servant à l'éclairage; on pourrait toutefois employer directement ces courants en intercalant dans le circuit une résistance suffisante, mais celle-ci absorberait en pure perte une notable quantité de l'énergie électrique consommée; on pourrait également abaisser le voltage de la dynamo en diminuant la vitesse du moteur ou en réduisant l'excitation des inductions, toutefois ce procédé, préférable au précédent, diminue le rendement du couple moteur-dynamo. Aussi, si l'on possédait une de ces machines, le mieux serait de s'en servir pour charger une batterie d'accumulateurs qui fournirait ensuite le courant nécessaire à la mise en marche de la bobine; les accumulateurs seraient groupés à la charge de telle sorte que leur résistance corresponde au voltage de la dynamo et à la décharge, de manière à produire la tension voulue pour l'alimentation du circuit inducteur de la bobine; l'emploi des accumulateurs est même particulièrement commode, surtout quand on peut les utiliser pour un autre emploi, comme l'éclairage électrique par exemple, et les opérateurs qui pourront s'en servir y trouveront tout avantage.

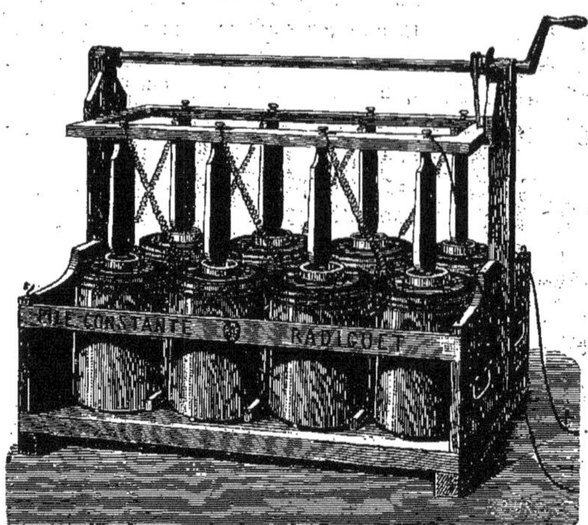

Fig. 69. — Batterie de piles constantes à deux liquides de M. Radiguet.

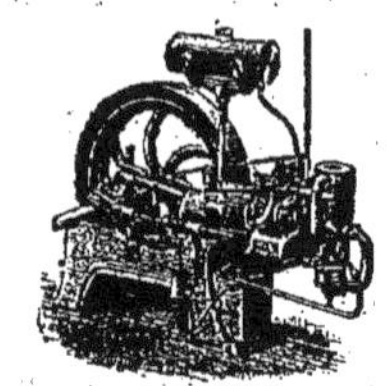
Fig. 70. Moteur à pétrole de M. Cadiot.

L'installation d'un petit couple moteur-dynamo spécialement destiné à l'alimentation d'une bobine de Ruhmkorff servant à la radiographie est d'ailleurs chose très facile et avantageuse, car on trouve maintenant d'excellents petits moteurs à gaz, pétrole et air chaud, ainsi que des dynamos de très faible puissance. Un des petits moteurs à pétrole que M. Cadiot construit à partir d'un huitième de cheval (fig. 70) actionnant une petite dynamo Bébé (fig. 71) du même constructeur formera, par exemple, un ensemble commode pour l'alimentation des bobines d'induction.

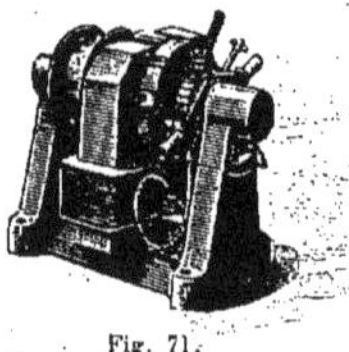

Fig. 71. Dynamo Bébé de M. Cadiot.

Si l'on peut, comme à Paris, se brancher sur une distribution d'énergie électrique, il est bien évident qu'il y aurait grande commodité à le faire; mais il surgit ici une difficulté qui rend cette solution beaucoup moins simple qu'elle peut paraître au premier abord; en effet, la tension du courant distribué par les secteurs est assez élevée, ordinairement 110 volts, et l'on ne peut y brancher directement des bobines d'induction qui sont construites pour un voltage d'une quinzaine de volts, à moins toutefois d'intercaler des résistances absorbant en pure perte plus de 80 o/o de l'énergie utilisée. Certains constructeurs, comme MM. Ducretet et Lejeune, emploient pourtant cette disposition qui présente naturellement le maximum de simplicité, mais qui, par son épouvantable gaspillage d'énergie, ne peut être considérée que comme un pis aller. Si l'on avait à alimenter en même temps que la bobine d'autres appareils, comme des moteurs électriques actionnant des petits ventilateurs ou des lampes pour l'éclairage, on pourrait s'arranger de manière à se servir de ces appareils comme résistances, de façon à ne plus consommer en pure perte l'électricité absorbée par ces résistances; mais ceci est évidemment un cas particulier qui ne trouvera guère d'emploi, et dans la pratique il faut pouvoir en tout temps actionner la bobine seule dans de bonnes conditions de marche. Charger une batterie d'accumulateurs est encore une solution possible, mais assez peu pratique, puisqu'il faudrait, pour effectuer la charge d'une manière économique, plus de cinquante accumulateurs groupés en tension, tandis que cinq à six accumulateurs en tension sont largement suffisants pour alimenter la bobine. Si, comme certains le proposent, on charge ces cinq ou six éléments en intercalant une résistance, la perte d'énergie est encore plus grande que celle obtenue en actionnant directement de la même manière la bobine, puisqu'il faut tenir compte du rendement de ces accumulateurs; il est donc tout à fait inutile dans ce cas de passer par leur intermédiaire.

Une autre solution, à laquelle beaucoup ont dû penser et qui, à première vue, paraît très simple et très pratique, consisterait dans la construction de bobines spéciales possédant un circuit inducteur très résistant en fil fin et long disposé pour l'alimentation directe à 110 volts. Cette solution, qui serait évidemment la plus pratique si elle était possible, se heurte à des difficultés considérables; on connaît, en effet, les inconvénients des étincelles d'extra-courant, produites à la rupture du circuit primaire aux contacts de l'interrupteur et qui mettent rapidement cet appareil hors de service. Or, avec une bobine enroulée pour l'alimentation sous 110 volts, ces effets désastreux seraient augmentés dans une proportion considérable et l'extra-courant d'une tension très élevée viendrait à chaque rupture former de véritables arcs qui ne tarderaient pas à ronger complètement les surfaces de contact; pour la même raison, l'isolement du circuit inducteur serait beaucoup plus difficile à réaliser et l'appareil serait, en somme, presque impraticable; aussi aucun constructeur ne s'est-il risqué jusqu'ici à construire une bobine de ce genre.

La véritable solution n'est donc pas encore là et se trouve dans l'emploi d'un transformateur rotatif à courant continu, qui ramène la tension du courant du secteur à la valeur voulue pour l'alimentation normale des bobines actuellement construites. Un transformateur de ce genre consiste en somme en un moteur électrique alimenté par le courant à 110 volts, qui actionne une petite dynamo engendrant un courant à la tension voulue; l'appareil n'est pourtant pas forcément constitué par deux dynamos séparées, dont l'une sert de moteur et l'autre de génératrice; il peut être formé d'une dynamo unique ne possédant qu'un seul système inducteur et deux induits, dont l'un est moteur et l'autre générateur; il peut même n'y avoir qu'un seul induit possédant deux enroulements, l'un recevant le courant à 110 volts et provoquant la rotation de l'appareil et l'autre engendrant le courant à basse tension alimentant la bobine d'induction; ces différentes dispositions, qui simplifient plus ou moins l'appareil, produisent d'ailleurs absolument le même résultat, c'est-à-dire transforment le courant à 110 volts en courant à basse tension. Cette transformation ne se réalise naturellement pas sans perte et, vu la petite taille de l'appareil, le rendement ne dépasse guère 50 o/o avec les meilleures dynamos ; il y a, en effet, une double transformation de l'énergie électrique en énergie mécanique, puis de cette énergie mécanique en énergie électrique, et l'on ne peut guère admettre pour des dynamos et moteurs de cette dimension des rendements supérieurs à 75 o/o ; ceci, joint au si mauvais rendement de la bobine de Ruhmkorff, montre combien l'utilisation de l'électricité se trouve mal faite : le rendement final n'atteint pas 10 o/o, dans cette disposition qui est pourtant la meilleure, et n'en constitue pas moins un véritable gaspillage d'énergie ; la grande supériorité de rendement obtenue avec les courants alternatifs, dont nous allons étudier l'emploi, est donc indiscutable.

On verra plus loin que la solution qui nous paraît la meilleure, dans le cas de l'utilisation du courant à 110 volts des secteurs, est la transformation du courant continu en courants triphasés et l'emploi de transformateurs et ampoules spéciaux pour la production des rayons X par ce genre de courants ; mais il faudrait pour cela de nouveaux appareils non encore réalisés.

La question de rendement peut, en effet, ne pas avoir beaucoup d'importance dans certains cas particuliers d'expériences de courte durée et de peu fréquente répétition ; mais il n'en est plus de même pour un usage journalier où la question économique pourra jouer un certain rôle.

EMPLOI DES APPAREILS DE GRANDE FRÉQUENCE. — Devant revenir plus loin sur les intéressantes expériences de MM. Tesla, Elihu Thomson et d'Arsonval, concernant les courants de grande fréquence, nous n'envisagerons ici que l'emploi, assez peu commode d'ailleurs, de ces courants à la production des rayons X.

On appelle fréquence d'un courant alternatif le nombre de ses périodes par unité de temps, c'est-à-dire par seconde, la période étant l'espace de temps compris entre deux instants consécutifs où le courant passe par la même valeur avec le même sens ou, si l'on veut, le temps qu'il met à changer deux fois de sens à partir d'un des moments où sa valeur est nulle.

On peut représenter un courant alternatif par une courbe sinusoïdale, obtenue en portant les tensions du courant en ordonnées et les temps en abcisses, et qui indique clairement à première vue, comme on peut en juger par notre figure 72, la fréquence et la valeur de ses périodes.

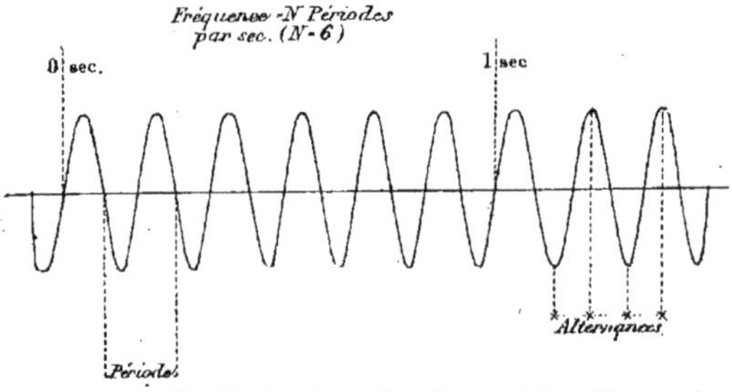

Fig. 72. — Représentation graphique d'un courant alternatif.

La fréquence des courants alternatifs actuellement employés dans l'industrie pour la distribution de l'énergie électrique ou la transmission de force à distance n'est ordinairement pas très élevée et présente une moyenne maximum de 100 périodes par seconde ; la fréquence du courant alternatif distribuée par le secteur de la rive gauche à Paris est, par exemple, de 42 périodes par seconde et celle du secteur des Champs-Élysées de 40 périodes.

La fréquence des courants oscillatoires de grande fréquence est infiniment plus élevée, puisqu'elle peut atteindre 100,000 à 1,000,000 de périodes par seconde ; cette énorme différence explique les nouvelles et curieuses propriétés que présentent ces nouveaux courants dont l'étude est encore très loin d'être complète et nous réserve peut-être encore de bien grands progrès.

M. Tesla a pu, à l'aide d'un alternateur spécial, obtenir des fréquences de 9,600 périodes par seconde ; mais, pour dépasser ces fréquences et atteindre celles dont nous venons de parler, il est indispensable d'avoir recours au dispositif que nous allons décrire et que représente notre figure 73.

Le courant alternatif produit par un alternateur ordinaire à faible fréquence (A*l*), dont le circuit inducteur est excité par une dynamo excitatrice ou, comme sur la figure, par une batterie de piles ou d'accumulateurs (A*cc*), vient alimenter le circuit primaire (I) d'un transformateur (T*r*'), dont le circuit secondaire est relié à un excitateur à étincelles (*e*) et au circuit inducteur (AB) d'un nouveau transformateur (T*r*') plongé dans un bain d'huile (H) contenu dans un récipient de verre (R) ; enfin, un condensateur (C*o*) est branché en dérivation sur le circuit induit du premier transformateur.

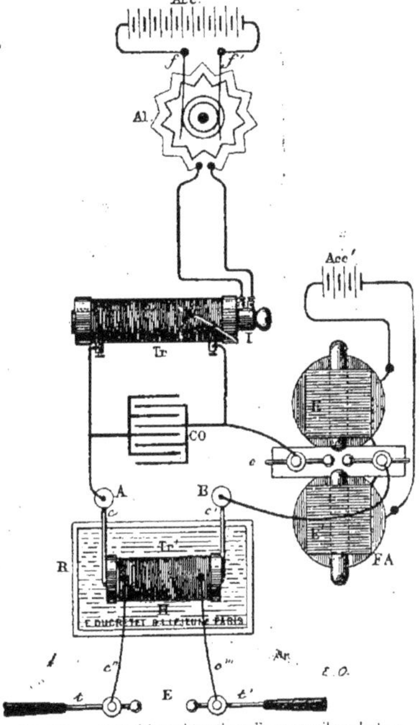

Fig. 73. — Disposition schématique d'un appareil producteur des courants à haute fréquence.

Le condensateur se charge constamment par les courants induits à haute tension du transformateur (T*r*) pour se décharger aussitôt par une étincelle jaillissant entre les deux boules de l'excitateur (*e*). Cette série de charges et décharges successives, dont l'intensité et la rapidité peuvent être réglées en éloignant ou rapprochant plus ou moins les boules de l'excitateur, produit dans le circuit un courant oscillatoire de très courte période et par suite de très grande fréquence. Si l'on rapproche les boules de l'excitateur, la fréquence augmente et les périodes diminuent naturellement de durée et d'intensité ; si, au contraire, on éloigne les boules, la fréquence diminue et les périodes augmentent d'intensité et de durée ; toutefois, pour obtenir des courants de fréquence maximum, il est nécessaire de souffler les étincelles au fur et à mesure de leur formation. Ce résultat s'obtient soit en faisant jaillir les étincelles dans un puissant champ magnétique, représenté sur notre figure par deux puissants électro-aimants (EE') alimentés par une batterie spéciale (*Acc*'), soit en dirigeant entre les deux boules un violent courant gazeux sortant d'un chalumeau en verre présentant un orifice d'environ un millimètre de diamètre.

Pour l'alimentation du premier transformateur T*r*, on peut naturellement employer, au lieu d'un alternateur spécial, le courant alternatif, ordinairement à 110 volts, distribué par les usines centrales d'électricité ; on peut encore utiliser, en disposant le circuit primaire pour l'alimentation à basse tension, le courant continu produit par une batterie de piles ou d'accumulateurs quelconques et fréquemment interrompu par un interrupteur quelconque, en d'autres termes ce premier transformateur peut être remplacé par une bobine de Ruhmkorff ordinaire.

Le second transformateur Tr', qui est chargé d'augmenter dans les proportions voulues la tension du courant à haute fréquence, présente l'intéressante particularité de posséder des circuits primaire et secondaire relativement très gros et très courts, les effets d'induction et de self-induction de ces courants étant considérablement plus puissants que ceux des courants alternatifs de fréquence ordinaire ; l'isolement des transformateurs doit être, en revanche, particulièrement soigné et c'est pour cette raison qu'on les plonge ordinairement dans un bain d'huile qui constitue un excellent isolant.

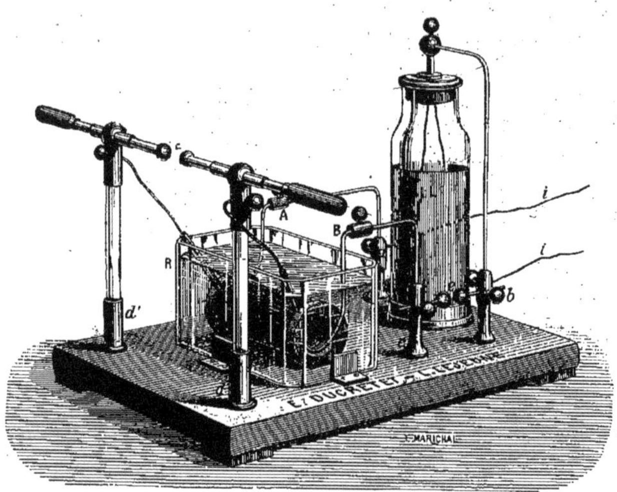

Fig. 74. — Appareil de MM. Ducretet et Lejeune pour courants de haute fréquence.

La figure 74 représente le petit appareil de MM. Ducretet et Lejeune pour la production des courants oscillatoires de grande fréquence et de haute tension pouvant servir à la formation des rayons X ; le courant d'une bobine d'induction arrivant par les fils i, i, charge le condensateur L dont les décharges successives jaillissent sous forme d'étincelles en e et traversent le circuit inducteur A, B constitué par une simple spire de gros fil ; les courants induits dans le circuit secondaire du transformateur T, plongé dans un bain d'huile contenu dans une cuve en verre R, peuvent être employés pour l'alimentation des ampoules radiographiques.

M. d'Arsonval emploie, pour ses expériences thérapeutiques et pour la production des rayons X, une disposition un peu différente dont la figure 75 donne le schéma ; le condensateur monté en dérivation est remplacé par deux condensateurs C_1 et C_2 montés en série sur le circuit secondaire du transformateur B et l'excitateur à étincelles M est placé en dérivation sur ce même circuit ; les charges et décharges rapides des condensateurs produisent par l'influence, puisqu'il n'y a pas contact électrique, un courant oscillatoire de haute tension dans le circuit constitué par les armatures extérieures des condensateurs et le solénoïde S ; ce solé-

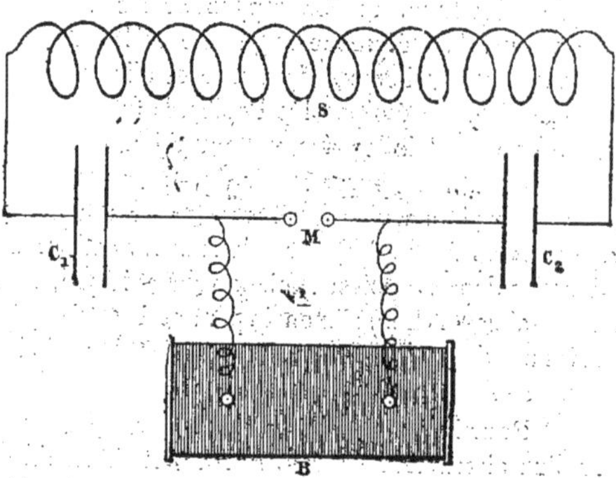

Fig. 75. — Dispositif de M. d'Arsonval pour appareil producteur de courants à haute fréquence.

noïde peut former le circuit primaire d'un nouveau transformateur, si l'on désire modifier la tension du courant produit; si, au contraire, cette tension est suffisante, on peut capter le courant en branchant deux fils de prise de courant sur les deux extrémités du solénoïde; les effets de self-induction sont tellement considérables avec les courants de haute fréquence que seule une portion très minime du courant traverse le solénoïde et que la presque totalité suit le circuit extérieur, infiniment plus résistant et contenant, par exemple, un tube à grand vide sans électrodes, mais possédant une self-induction moindre; on peut modifier la puissance du courant traversant le circuit extérieur en séparant les deux fils de prise de courant par un nombre de spires plus ou moins grand, ce qui constitue un mode de réglage des plus commodes. Une des nombreuses expériences qui montrent d'une façon frappante la puissance d'induction des courants de haute tension est schématiquement représentée par notre figure 76; si l'on branche un fil métallique communiquant au filament d'une lampe à incandescence à l'extrémité d'un solénoïde formé de quelques spires

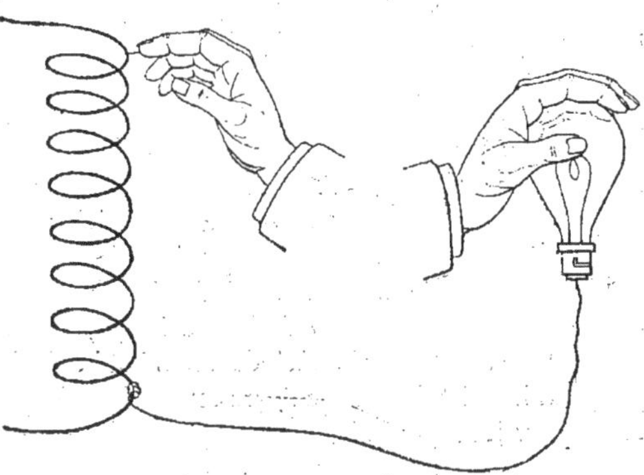

Fig. 76. — Expérience démonstrative des effets de self-induction des courants de haute fréquence.

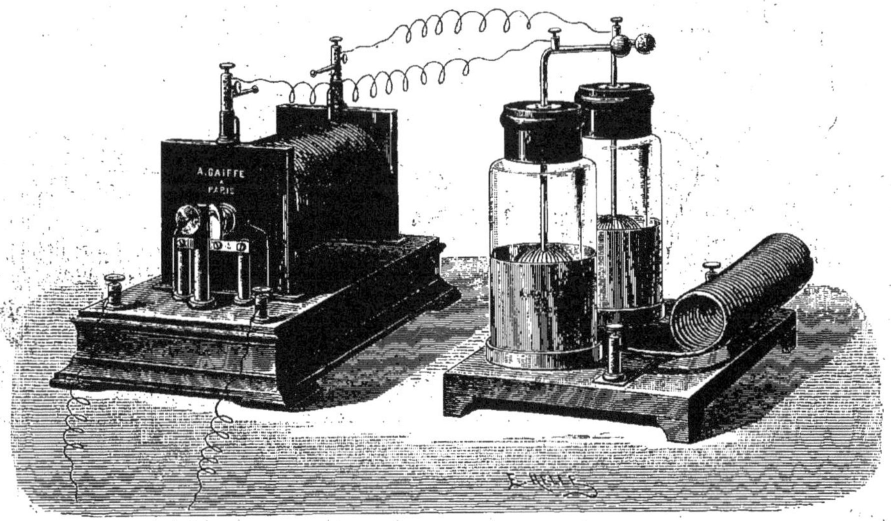

Fig. 77. — Appareils pour courants de haute fréquence de MM. d'Arsonval et Gaiffe. — Ancienne disposition.

de très gros fil et que l'on approche une main de l'autre extrémité du solénoïde, en tenant la lampe de l'autre main, on voit le filament devenir incandescent et brûler même dans certains cas ; la résistance opposée au courant par le corps, la lampe et le fil de dérivation est pourtant un nombre incalculable de fois supérieur à celle opposée par le solénoïde, mais la self-induction est en revanche beaucoup moindre ; on ne ressent dans cette expérience aucune sensation au passage du courant, ce qui constitue une nouvelle et bien curieuse propriété des courants à hautes tensions que nous étudierons d'ailleurs en détails dans un autre chapitre de notre ouvrage.

La figure 77 représente l'appareil construit sur le principe que nous venons d'indiquer par M. Gaiffe ; le courant induit d'une bobine de Ruhmkorff charge les armatures intérieures de deux condensateurs formés par de fortes bouteilles de Leyde dont les armatures extérieures communiquent avec un solénoïde en très gros fil, l'excitateur à étincelles est formé par le prolongement de la tige des armatures intérieures. Une nouvelle et un peu différente disposition adoptée par M. Gaiffe est représentée par notre gravure 78. La bobine de Ruhmkorff, munie de l'interrupteur d'Arsonval-Gaiffe déjà décrit, est reliée à une boîte contenant les condensateurs plats formés de feuilles d'étain séparées par des plaques de verre ; l'excitateur à étincelles est placé sur le côté de cette boîte, ainsi que le solénoïde de gros fil ; le solénoïde placé sur la boîte dans notre figure est destinée à des applications thérapeutiques et n'a aucune utilité pour les rayons X.

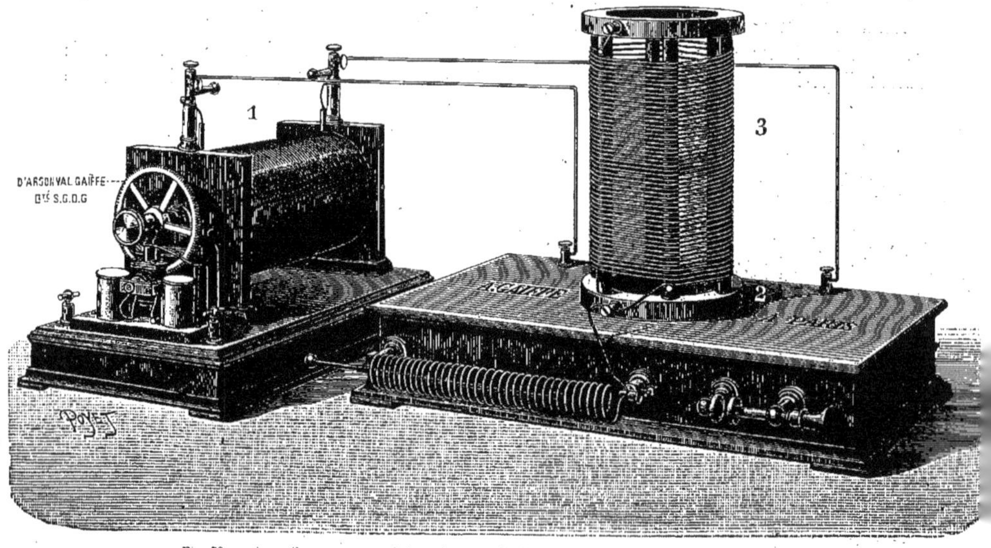

Fig. 78. — Appareils pour courants de haute fréquence de MM. d'Arsonval et Gaiffe. — Nouvelle disposition.

Pour la production des rayons X, les courants oscillatoires de haute fréquence présentent le grave inconvénient d'être d'un réglage difficile et de percer les ampoules avec une facilité qui ne leur laisse rien à envier aux machines statiques ; en revanche, ils présentent le grand avantage, qui compense en partie le premier inconvénient, de pouvoir utiliser des ampoules réduites à la plus grande simplicité et qui peuvent être constituées par de vieilles lampes à incandescence dont le filament est brûlé et qui n'ont plus aucune valeur marchande, ou encore de simples tubes à vide sans électrodes intérieures et dont nous exposerons plus loin le mode d'emploi; il est vrai que ces ampoules simplifiées ne donnent aucune netteté en radiographie.

Aussi, les courants de haute fréquence ont été assez peu utilisés jusqu'ici pour la production des rayons X; nous nous occuperons dans une autre partie de l'ouvrage des effets si curieux qu'ils permettent de réaliser.

EMPLOI DES COURANTS ALTERNATIFS SIMPLES ET POLYPHASÉS. — On n'a pas employé jusqu'ici les courants alternatifs ordinaires ou polyphasés de basse fréquence, 40 à 150 périodes, comme ceux utilisés dans l'industrie, à l'obtention des rayons X, et c'est, à notre avis, une regrettable omission que nous voulons essayer de réparer.

Lorsqu'il s'agit de transformer un courant de basse tension en un courant de haut potentiel ou inversement, les courants alternatifs présentent des avantages considérables et indéniables sur les courants continus; les transformateurs à courants alternatifs sont d'une simplicité très grande et d'un rendement très bon, ils sont simplement constitués par un noyau de fer doux, un circuit inducteur et un circuit induit; c'est, en somme, une bobine de Ruhmkorff dont on a retranché toutes les parties délicates et susceptibles de se déranger; l'interrupteur et le condensateur. La bobine de Faraday, représentée par notre figure 56, constitue, par exemple, un transformateur à courants alternatifs; le courant, étant, en effet, constamment alterné, produit de lui-même les pulsations électriques nécessaires aux phénomènes d'induction et il n'est plus nécessaire d'employer un interrupteur indispensable pour le courant continu.

Cette suppression de l'interrupteur est déjà un avantage considérable, et nous nous sommes assez étendu sur cet appareil pour en avoir montré les nombreux inconvénients, qui ont été plus ou moins atténués par les différents perfectionnements qui y ont été apportés, surtout depuis que la bobine d'induction a été remise à l'ordre du jour par l'apparition des rayons de Rœntgen, mais qui subsistent toujours et qui sont inhérents à l'appareil lui-même.

Cette simplification n'est pourtant pas le seul avantage que l'on rencontre dans l'emploi des courants alternatifs; ces derniers, en effet, se transforment avec un rendement infiniment supérieur, et, tandis que la bobine de Ruhmkorff n'atteint guère un rendement de 20 o/o, les transformateurs à courants alternatifs peuvent atteindre des rendements dépassant 90 o/o; cette supériorité énorme s'explique d'ailleurs très facilement; nous avons, en effet, déjà dit que, lorsque le circuit secondaire extérieur d'une bobine de Ruhmkorff présentait une certaine résistance, le courant direct, induit par rupture du circuit primaire, passait seul et que le courant inverse, engendré par la fermeture du circuit inducteur, ne possédait pas une force électro-motrice suffisante pour vaincre la résistance du circuit extérieur; donc, sans tenir compte des pertes réalisées par le fonctionnement de l'interrupteur et les étincelles qui rongent en pure perte ses surfaces de contact, on voit qu'une partie importante du courant induit demeure inemployée, ce qui diminue naturellement d'autant le rendement de l'appareil. Avec les transformateurs à courants alternatifs, rien de semblable ne se produit; tous les courants induits engendrés par des chocs électriques de force identique et de direction opposée possèdent la même tension et traversent avec la même puissance le circuit secondaire extérieur; le courant transformé est en tout semblable, sauf l'intensité et la tension, aux courants inducteurs; sa fréquence est, bien entendu, identiquement la même; rien d'étonnant donc que les rendements obtenus dans ces conditions soient infiniment supérieurs à ceux fournis dans les conditions désastreuses indiquées plus haut.

Cela n'est pourtant pas en tous points exact; car, s'il est vrai que tous les courants produits traverseront l'ampoule, ils ne la traverseront pas en totalité, mais seulement en partie, partie plus ou moins importante suivant résistance de l'ampoule et la tension des courants; on peut, en effet, se rendre compte par l'examen de la courbe de la figure 72 que les courants alternatifs partent de zéro pour passer par un maximum et revenir à zéro; ils changent ensuite de signe, repassent par un maximum de signe contraire et revient encore à zéro; il est donc évident qu'il existe une période de temps, comprise entre le moment où la tension du courant devient insuffisante pour vaincre la résistance de l'ampoule et l'instant où, après avoir passé par zéro, le courant de sens contraire atteint une tension suffisante pour vaincre à nouveau cette résistance, pendant laquelle l'énergie électrique induite n'effectue aucun travail utile; toutefois, plus la tension maximum des courants alternatifs induits sera élevée, plus leur utilisation sera complète et plus la quantité d'énergie perdue sera négligeable; avec une tension suffisamment grande, le rendement sera donc de beaucoup supérieur à celui de la meilleure bobine de Ruhmkorff.

La bobine d'induction et les transformateurs à courants alternatifs, tels que nous venons de les décrire, sont des transformateurs à circuit magnétique ouvert, c'est-à-dire que leur noyau de fer doux constituant leur circuit magnétique se trouve interrompu à chaque extrémité de la bobine et n'est point refermé sur lui-même; on peut augmenter le rendement des transformateurs en les munissant de circuits magnétiques fermés, ce qui diminue dans une très grande mesure la résistance magnétique du noyau et augmente la valeur du flux magnétique produit pour une même quantité d'énergie. Il existe de très nombreux modèles de transformateurs à circuit magnétique fermé et leur description sortirait complètement du cadre de notre chapitre; aussi, nous contenterons-nous de décrire le transformateur de démonstration de MM. Ducretet et Lejeune, qui suffira pour donner à nos lecteurs une idée de ces appareils; la figure 79 représente ce transformateur, composé d'un noyau de fils de fer autour duquel est enroulé le circuit inducteur A'B' en gros fil, puis le circuit induit AB en fil fin; le tout est enveloppé dans une enveloppe extérieure F en fils de fer, qui se trouve reliée magnétiquement au noyau central par des plaques circulaires de tôle de fer logées dans la base de l'appareil et dans la calotte supérieure fixée par trois vis et trois colonnettes latérales; le flux magnétique, au lieu de s'échapper dans l'air aux deux extrémités du noyau central, suit le circuit de fer qui lui oppose une résistance beaucoup moins considérable.

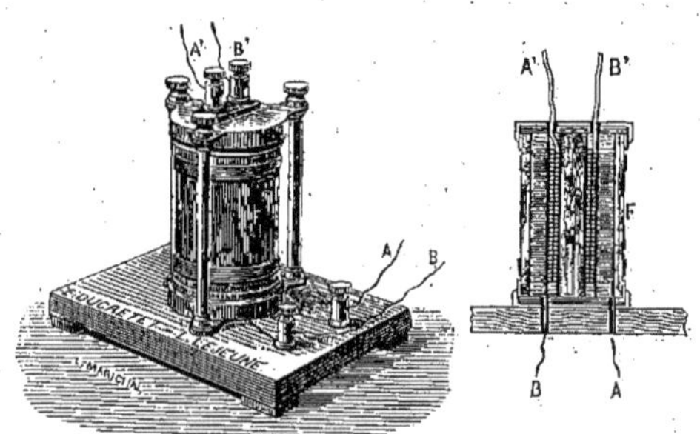

Fig. 79. — Transformateur pour courants alternatifs à circuit magnétique fermé.

Si cette disposition n'a pas été appliquée à la bobine de Ruhmkorff, où elle rendrait exactement le même service, c'est parce que, cet appareil étant ordinairement destiné à produire de très hautes tensions, l'isolement du circuit induit est particulièrement délicat à réaliser et qu'il serait compromis par une enveloppe métallique conductrice extérieure ; cette raison fera également rejeter le circuit magnétique fermé pour les transformateurs à courants alternatifs devant produire de très hautes tensions comme celles qui nous intéressent pour la production des rayons X ; aussi, est-ce surtout pour en indiquer le danger, dans le cas qui nous occupe, que nous avons cité cette disposition.

Si l'on disposait de courants alternatifs de faible tension, on pourrait employer comme transformateur une simple bobine de Ruhmkorff ordinaire, dont on bloquerait l'interrupteur en vissant sa vis à fond et dont on supprimerait le condensateur, devenu inutile, sinon nuisible.

Mais cette disposition ne donne pas les résultats que l'on pourrait en attendre et la production des rayons X est, sinon nulle, du moins beaucoup plus faible que lorsque la même bobine est alimentée par un courant continu interrompu par son interrupteur ; ce résultat inattendu s'explique par la tension relativement peu élevée que possèdent les courants engendrés sous l'action des courants alternatifs, tension de beaucoup plus faible que celle des courants induits par la rupture du circuit inducteur dans le cas de l'excitation par le courant continu.

Cette diversité de tension est due à la différence du choc électrique réalisé d'une part par les alternances des courants alternatifs et, d'autre part, par la rupture particulièrement brusque du circuit inducteur produite par l'interrupteur et dont l'action est encore augmentée par l'influence démagnétisante du condensateur de la bobine.

En effet, les courants alternatifs croissent et décroissent sans à-coup et passent par toutes les valeurs comprises entre zéro et leur maximum avec une rapidité plus ou moins grande dépendant de leur fréquence ; le courant continu, au contraire, par suite de la rupture du circuit par l'interrupteur, passe brusquement et sans traverser aucune des valeurs intermédiaires de sa valeur maximum à une valeur nulle ; or, puisque, comme on l'a vu plus haut, la tension des courants induits est en grande partie fonction de la rapidité d'action du courant inducteur, il est très naturel que les courants induits par la rupture du courant continu soient d'un potentiel plus élevé que ceux induits sous l'influence des alternances des courants alternatifs. Cela explique également l'augmentation du pouvoir inducteur avec la fréquence des courants alternatifs, puisque la rapidité de passage de zéro au maximum sera naturellement d'autant plus brusque que la fréquence sera plus grande ; sans employer des fréquences aussi élevées que celles produites par les appareils de MM. Tesla et d'Arsonval et pour lesquels les courants sont difficilement maniables, il y aurait donc avantage à créer des alternateurs de laboratoire donnant des courants alternatifs à une fréquence moyenne, quelques milliers de périodes par seconde, qui, avec des transformateurs spéciaux, ne possédant pas des longueurs de fils plus grandes que celles des bobines de Ruhmkorff, pourraient induire des courants à un voltage suffisant pour l'excitation des ampoules radiographiques.

Quoi qu'il en soit, la différence de tension et par suite de production des rayons X, dans les deux cas d'excitation d'une même bobine d'induction par courant continu ou par courants alternatifs de basse fréquence, est tellement accentuée que MM. Ducretet et Lejeune cherchent à employer les courants alternatifs à 110 volts distribués par les secteurs en n'utilisant que les courants d'un même sens recueillis par un diapason synchrone spécialement disposé à cet effet et actionnant une bobine de Ruhmkorff. Mais cette solution nous semble particulièrement mauvaise, par suite du gaspillage considérable d'énergie électrique qu'elle entraînerait forcément ; en effet, en ne recueillant que les courants de même sens, on laisse perdre d'abord la moitié du courant alternatif, on perd ensuite 80 o/o de cette moitié de courant recueilli dans des résistances destinées à réduire sa tension de 110 volts au voltage nécessaire à l'alimentation d'une bobine d'induction ordinaire et l'on utilise enfin la petite quantité d'énergie restante d'une façon détestable dans un appareil de mauvais rendement comme est la bobine de Ruhmkorff ; en somme, le rendement final d'une telle disposition ne pourrait certainement pas dépasser 5 o/o.

Il ne faut d'ailleurs pas conclure des constatations ci-dessus indiquées que les courants alternatifs de fréquence ordinaire ne peuvent être employés à la production des courants de très haute tension destinés à l'obtention des rayons X, mais simplement qu'ils nécessitent des transformateurs spéciaux possédant un fil induit suffisamment long et fin pour produire les tensions nécessaires ; ce sont des appareils nouveaux à construire, qui sont théoriquement réalisables et qui ne peuvent pas présenter des difficultés insurmontables de réalisation pratique.

Nous conseillons donc d'employer pour les courants alternatifs un transformateur composé d'une simple bobine d'induction à noyau de fils de fer ouvert dont le circuit primaire sera en rapport avec la tension des courants primaires dont on dispose et dont le secondaire en fil très fin sera cloisonné comme nous l'avons indiqué pour les bobines de Ruhmkorff ; par suite de la grande augmentation de longueur de leur fil induit, ces appareils seront évidemment d'un prix plus élevé que les bobines de Ruhmkorff ordinaires, mais leurs avantages compenseront et au delà cette augmentation de prix.

Où la supériorité des courants alternatifs sera surtout marquée, c'est lorsqu'on pourra se brancher sur un secteur à courants alternatifs, comme le secteur de la rive gauche à Paris ; nous avons vu plus haut que la production des rayons X par l'alimentation directe sur les secteurs à courants continus n'était guère possible et qu'il fallait dans ce cas passer par l'intermédiaire d'un premier transformateur ramenant la tension au voltage voulu pour l'alimentation des bobines de Ruhmkorff ; il n'en sera pas de même avec les courants alternatifs qui pourront, à la tension de 110 volts fournie à domicile par les transformateurs du secteur, alimenter directement les transformateurs à haute tension destinés à l'excitation des ampoules radiographiques ; il suffira simplement d'employer des appareils spéciaux dont le circuit primaire sera disposé pour l'alimentation à 110 volts ; ces appareils pourront donner le courant de haut potentiel nécessaire pendant des journées entières avec une régularité parfaite et sans qu'il soit utile de s'occuper de leur réglage, cela avec un rendement supérieur, ce qui n'est pas négligeable pour ceux qui, comme certains médecins spécialistes, seront amenés à utiliser couramment les nouveaux rayons.

Les ampoules employées avec des courants alternatifs doivent naturellement posséder deux électrodes pouvant devenir tour à tour anode et cathode, et concourir au même but ; ces deux ano-cathodes doivent donc envoyer leur rayonnement dans la même direction, de façon à additionner leur action ; nous décrirons d'ailleurs dans notre chapitre sur les ampoules les différents tubes que nous proposons.

Emploi des courants polyphasés. — L'emploi des courants polyphasés et plus spécialement des courants triphasés nous paraît particulièrement intéressant et susceptible de donner des résultats merveilleux comme intensité et rapidité de pose en radiographie ; on pourra, en effet, avec eux augmenter l'intensité du courant total sans charger outre mesure et sans fatiguer les électrodes et la paroi anticathodique des ampoules.

Nous reparlerons, dans une autre partie de l'ouvrage, des courants polyphasés. Aussi, nous contenterons-nous de dire ici que les courants polyphasés sont constitués par une série de courants alternatifs ayant même phase et même période, mais dont les phases ne concordent pas; s'il y a deux courants décalés d'un quart de période, les courants sont dits diphasés; s'il y a trois courants décalés d'un tiers de période, les courants sont dits triphasés. La canalisation des courants diphasés doit se faire avec quatre fils ou avec trois, dont l'un, servant de fil de retour commun, doit supporter un courant plus intense et être par conséquent plus gros; la canalisation des courants triphasés se fait, au contraire, à trois fils d'égal diamètre supportant une même intensité totale.

Tout ce que nous avons dit pour les courants alternatifs simples est également vrai pour les courants alternatifs triphasés; seulement ici les transformateurs sont triples et formés de trois transformateurs à courants alternatifs simples et les ampoules doivent posséder trois ano-cathodes, comme nous le verrons plus loin.

On peut produire les courants triphasés à l'aide d'une petite dynamo spéciale, dont la figure 80 représente un des modèles les plus simples, construit par MM. Ducretet et Lejeune; cette machine est en tout semblable à une dynamo à anneau Gramme ordinaire et présente comme unique particularité de posséder un collecteur de courant supplémentaire *Co'* formé de trois bagues métalliques isolées entre elles et communiquant à trois points équidistants de l'enroulement de l'induit ABC (fig. 81); sans entrer dans plus de détails, disons qu'une telle machine peut produire à volonté un courant continu recueilli par les balais *e*, *d* sur le collecteur ordinaire et des courants triphasés récoltés sur les trois bagues par les frotteurs *a*, *b*, *c*, l'excitation des inducteurs étant produite dans les deux cas par une portion du courant continu; suivant la grosseur et la longueur du fil de l'induit, on peut évidemment produire avec une telle dynamo des courants triphasés à n'importe quelle tension et, si cette tension n'est pas trop élevée, on pourra employer comme transformateurs triphasés pour la production des courants à haute tension destinés à l'excitation des ampoules radiographiques trois bobines de Ruhmkorff ordinaires, disposées de la manière indiquée par la figure 82 et que nous allons décrire.

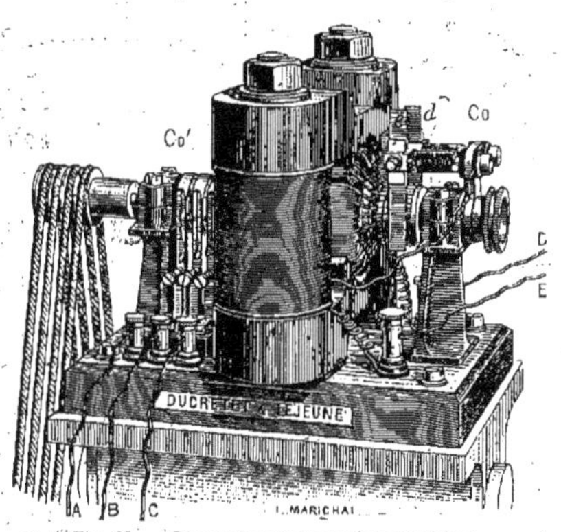

Fig. 80. — Dynamo à courants continus et triphasés de MM. Ducretet et Lejeune.

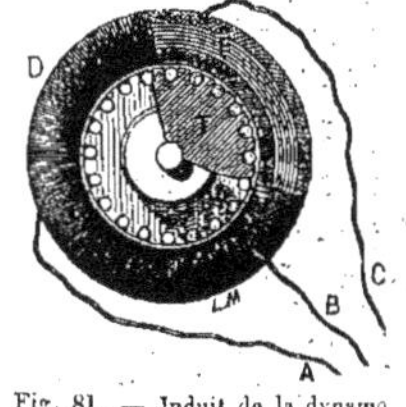

Fig. 81. — Induit de la dynamo à courants triphasés.

Les trois bobines 1, 2, 3, dont on a retranché les condensateurs et bloqué les trembleurs T, T', T'' en serrant à fond leurs vis de réglage V, V', V'', sont disposées à une distance suffisante pour qu'aucune étincelle ne puisse jaillir entre les bornes du circuit secondaire; les trois fils amenant les courants triphasés sont reliés chacun à l'une des bornes B, B', B'' du circuit primaire des bobines, les trois autres bornes A, A', A'' étant réunies ensemble; de même trois des bornes du circuit secondaire, D, D', D'', sont réunies ensemble, tandis que les trois autres C, C', C'' sont reliées aux trois ano-cathodes de l'ampoule utilisée; les dispositions relatives de celle-ci, de la plaque photographique et des objets à radiographier sont évidemment absolument identiques à celles employées avec les courants continus et la bobine de Ruhmkorff.

Mais encore ici, quoique à un moindre degré, les résultats ne répondent pas aux prévisions et cela pour la même raison déjà indiquée au sujet des courants alternatifs simples, c'est-à-dire l'insuffisance de tension des courants induits produits, insuffisance qui a pour cause la différence des pulsations électriques produites par les alternances des courants alternatifs ou par les brusques interruptions du courant continu.

Il est donc également indispensable ou d'employer des courants triphasés de fréquence assez élevée, ou de construire des transformateurs triphasés spéciaux, présentant un enroulement induit suffisamment long et fin pour produire des tensions pouvant rivaliser avec celles des bobines de Ruhmkorff ; aucune difficulté insurmontable ne s'oppose d'ailleurs à la construction de ces appareils.

Le transformateur utilisé pourrait être d'un système quelconque, mais nous recommandons particulièrement la disposition de la figure 83, qui donne une sécurité complète pour l'isolement des différents circuits ; trois bobines d'induction composées d'un noyau de fils de fer (F, F', F''), d'un circuit inducteur correspondant au voltage des courants primaires utilisés et d'un enroulement induit cloisonné, sont disposées sur un socle circulaire de bois suivant trois rayons équidistants, de telle sorte que les parties des circuits secondaires qui se trouvent à peu près au même potentiel soient proches et facilement reliées entre elles par les fils *a'*, *b'*, *c'*, tandis que les extrémités des mêmes circuits qui se trouvent à des potentiels très différents (*a*, *b*, *c*) soient suffisamment éloignées pour éviter toutes décharges entre elles ; cette disposition, qui n'aurait aucune utilité pour les transformateurs industriels ne recevant que des courants relativement de voltages peu considérables et ne dépassant guère 10,000 volts, constitue une précaution utile lorsqu'on doit produire des tensions nécessaires à la production des rayons X ; on pourrait encore augmenter la sûreté d'isolement en plongeant les trois bobines dans un bain d'huile. Les courants inducteurs

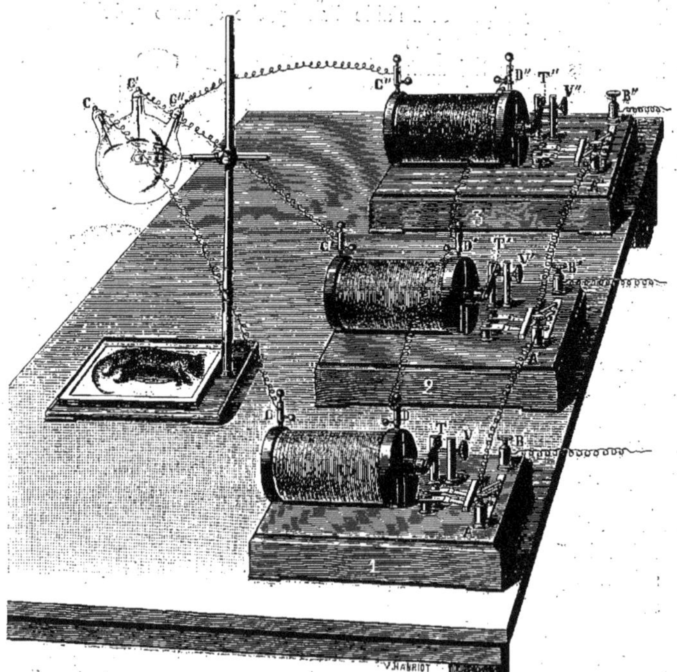

Fig. 82. — Dispositif de M. J.-L. Breton pour l'emploi des courants triphasés en radiographie.

arrivent par les trois bornes A, B, C, et l'interrupteur tripolaire qui permet d'ouvrir ou de fermer le circuit primaire et par suite d'arrêter ou de mettre en marche l'appareil. Les trois bornes de cet interrupteur communiquent par des connexions placées sous le socle et visibles en pointillé sur notre gravure avec une des extrémités A', B', C' des circuits primaires des trois bobines, les autres extrémités étant reliées ensemble par une connexion centrale D. Il suffirait de brancher l'appareil sur un circuit triple à courants triphasés au voltage voulu, puis de relier les trois bornes *a*, *b*, *c* aux trois ano-cathodes d'une ampoule spéciale pour posséder un ensemble producteur de rayons X parfait et absolument indéréglable.

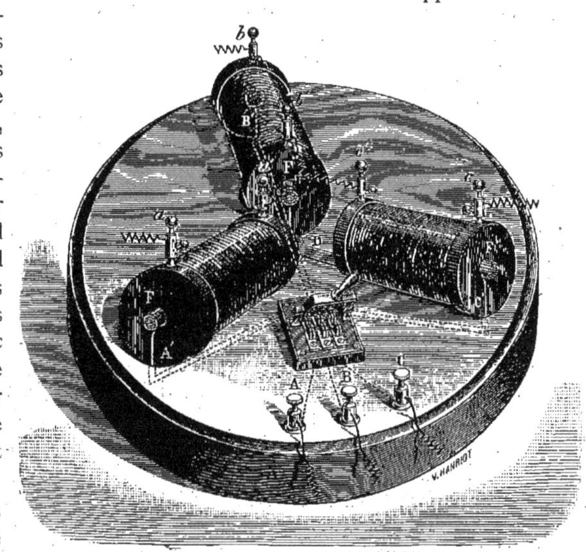

Fig. 83. — Transformateur de courants triphasés de M. J.-L. Breton pour production de courants à très haute tension.

Certaines distributions d'énergie électrique, encore assez rares il est vrai, sont faites par courants triphasés, ce qui permettrait à leurs abonnés d'employer ces courants avec leur maximum de commodité à l'obtention des rayons X.

En plus des avantages déjà cités, l'emploi des courants alternatifs simples ou triphasés donnera à l'émission des rayons X une régularité très grande, ce qui est extrêmement important pour la fluoroscopie; en effet, avec la bobine de Ruhmkorff, les ombres portées sur les écrans fluorescents présentent ordinairement un tremblotement qui est produit par les interruptions du courant, est très fatigant et trouble l'examen des images, examen souvent très minutieux et demandant une grande attention; avec les courants alternatifs, au contraire, l'image présentera une fixité parfaite, très utile pour distinguer des détails quelquefois peu nets et distincts.

Il existe aussi quelques distributions d'énergie électrique par courants diphasés et ceux qui peuvent disposer de ces courants les emploieront naturellement avec avantage; mais ces distributions sont encore plus rares que celles par courants triphasés et nous ne croyons pas qu'il y ait avantage de produire des courants diphasés spécialement pour la radiographie. Les transformateurs diphasés sont constitués de deux transformateurs à courants alternatifs simples; quant aux ampoules, elles devront être à trois ou quatre ano-cathodes, suivant que l'on emploiera une canalisation à trois ou quatre fils; mais il est préférable d'employer la disposition à quatre fils et quatre ano-cathodes, qui présente l'avantage de ne pas charger davantage une des ano-cathodes et sa paroi anticathodique. Tout ce que nous avons dit précédemment pour les courants alternatifs simples et triphasés se rapportant en partie aux courants diphasés, nous croyons inutile d'y insister davantage.

Nous tenons à faire remarquer en passant que la supériorité de l'emploi des courants alternatifs sur les courants continus ne s'applique pas seulement à la production des rayons X, mais à tous les cas où l'on doit employer des transformateurs pour obtenir des courants de très haut potentiel, comme, par exemple, pour la production médicale ou industrielle de l'ozone dont nous reparlerons d'ailleurs dans une autre partie de l'ouvrage.

MEILLEUR DISPOSITIF A EMPLOYER DANS CHAQUE CAS PARTICULIER. — Pour résumer ce que nous venons de dire sur les diverses sources d'énergie électrique utilisables à la production des rayons X, nous allons examiner rapidement quelques cas particuliers et voir la solution qui, à notre avis, convient le mieux dans chacun de ces cas.

Si l'on ne dispose d'aucune source d'électricité et que l'on veuille réaliser une petite installation économique, le moyen le plus simple est évidemment d'adopter la disposition, aujourd'hui de beaucoup la plus répandue, d'une petite batterie de quelques piles alimentant une bobine de Ruhmkorff, à moins que l'on ne préfère employer, malgré ses inconvénients, une machine statique.

Si l'on possède une petite force motrice quelconque ou qu'on ne recule pas devant la dépense à faire pour l'acquisition d'un petit moteur à gaz, à pétrole, à vapeur, à air chaud, etc., on trouvera de grands avantages dans la suppression des piles, dont tous ceux qui ont fait usage connaissent les inconvénients; dans ce cas, on pourra alimenter la bobine de Ruhmkorff, soit directement par le courant engendré par une petite dynamo à bas voltage, soit par des accumulateurs chargés par ladite dynamo et pouvant être groupés différemment à la charge et à la décharge pour correspondre aux voltages donnés par la dynamo et exigés pour l'alimentation de la bobine. On pourrait également dans ce cas, et ce serait préférable à notre avis, employer les courants alternatifs produits par un petit alternateur ou mieux les courants triphasés produits par une petite machine semblable à celle décrite plus haut et représentée par la figure 80 ; on utiliserait alors les dispositions de transformateurs et d'ampoules dont nous avons parlé; le grand avantage de cette solution réside principalement dans la supériorité des transformateurs à courants alternatifs. La création de petits alternateurs de laboratoire, dont nous avons parlé plus haut, spécialement disposés pour des fréquences assez élevées, quelques milliers de périodes par seconde, réaliserait sans doute la meilleure des solutions.

Si l'on peut se brancher sur un secteur à courant continu, on possédera le grand avantage de ne plus avoir à s'occuper de la source primaire d'électricité; mais on a vu que l'on ne pourra pourtant pas utiliser directement le courant à 110 volts pour l'alimentation des bobines de Ruhmkorff, à moins toutefois que l'on n'attribue aucune importance à la question du rendement et que l'on ne consente à employer plus de 80 o/o de l'énergie électrique à chauffer en pure perte des résistances quelconques ; il sera donc nécessaire pour une marche normale et économique de diminuer ce voltage à l'aide d'un transformateur à courants continus, ce qui revient en réalité à produire le courant par une dynamo mise en marche par un moteur électrique. Puisque cette première transformation est indispensable, on pourrait dans ce cas, employer les courants alternatifs triphasés sans compliquer l'installation : il suffirait pour cela d'employer un transformateur de courant continu en courants triphasés au lieu et place du transformateur rotatif de courant continu en courant continu de tension différente; ce transformateur est simplement constitué par un appareil en tout semblable à la dynamo de notre figure 80. Le courant continu à 110 volts du secteur arrive par les fils E, D et alimente les inducteurs et l'induit qui se met à tourner et produit des courants alternatifs triphasés qui sont recueillis par les frotteurs a, b, c et peuvent être conduits dans le transformateur de la figure 83 par les fils A, B, C ; les courants triphasés pouvant être envoyés dans ce transformateur à une tension quelconque, pourvu que son bobinage primaire soit fait en conséquence, il est tout à fait inutile de munir l'induit tournant du moteur d'un double enroulement et le courant triphasé peut prendre naissance dans l'enroulement même traversé par le courant continu; dans ce cas, le transformateur rotatif est donc plus simple que lorsqu'il faut le munir de deux enroulements et de deux collecteurs pour produire un courant continu de voltage différent. On pourrait également employer des transformateurs à courants alternatifs simples utilisés à leur fréquence ou alimentant des appareils à grande fréquence de Tesla ou d'Arsonval.

Si enfin l'on peut se brancher sur une canalisation à courants alternatifs simples, diphasés ou triphasés, il est tout indiqué d'employer des transformateurs et des ampoules spécialement disposés pour ces genres de courants; on pourrait évidemment dans le cas des courants alternatifs simples employer le dispositif à haute fréquence de M. d'Arsonval dont nous avons déjà parlé et dans le cas des courants polyphasés un dispositif analogue multiple produisant des courants polyphasés à haute fréquence ; mais nous trouvons tout à fait inutile de compliquer l'appareil pour le rendre moins régulier, plus difficilement maniable et diminuer son rendement.

Nous avons surtout fait cet exposé pour bien montrer que chaque cas particulier comporte une solution différente contenant le maximum de commodité et qu'il faut savoir ici, comme en toute chose, arranger son installation suivant le but que l'on se propose, les ressources dont on dispose et les circonstances particulières dans lesquelles on se trouve.

CHAPITRE CINQUIÈME

LES AMPOULES RADIOGRAPHIQUES. — L'ampoule constitue l'appareil essentiel pour la production des rayons X et de ses qualités, forme, disposition, degré du vide, etc., dépendent dans une très grande mesure les résultats que l'on obtiendra en radiographie, l'intensité des ombres portées, la rapidité de la pose et la netteté des images obtenues.

Les ampoules sont constituées en général par un récipient en verre hermétiquement clos dont la paroi est traversée par au moins deux fils de platine correspondant aux deux électrodes; une tubulure ou becquet permet d'y pratiquer le vide voulu et est ensuite fermée à la lampe. On verra plus loin combien peuvent varier la forme et la dimension de l'ampoule, ainsi que les forme, grandeur, disposition et nombre des électrodes, qui sont ordinairement en platine ou aluminium, mais peuvent aussi être formées d'une autre substance conductrice quelconque.

Comme nous l'avons déjà vu, l'électrode qui est reliée au pôle négatif et d'où partent, émis normalement à sa surface, les rayons cathodiques, est appelée cathode, tandis que celle reliée au pôle positif prend le nom d'anode ; les ampoules qui possèdent deux anodes ou deux cathodes sont dites bi-anodiques ou bi-cathodiques; enfin, on désigne ordinairement sous le nom d'anticathode l'obstacle sur lequel viennent se briser les rayons cathodiques pour donner naissance aux rayons X ; l'anticathode n'est pas forcément constituée par la paroi de l'ampoule, mais peut l'être par un obstacle placé à l'intérieur du tube, comme dans beaucoup des appareils que nous décrirons plus loin.

Les ampoules destinées à être employées avec les courants oscillatoires de haute fréquence sont parfois un peu différentes; elles ne possèdent ordinairement qu'une seule électrode formant cathode et reliée au pôle négatif, l'anode étant constituée par une pièce métallique appliquée contre la surface extérieure de l'ampoule ou par un bain de liquide conducteur dans lequel elle plonge; à la rigueur, une simple lampe à incandescence hors d'usage peut servir d'ampoule, le pôle négatif étant relié au filament de charbon formant cathode et qui peut être brisé sans inconvénient, et l'anode étant formée par un bain d'eau acidulée communiquant au pôle positif et dans lequel plonge la partie supérieure de la lampe; M. d'Arsonval a même employé avec les courants à haute fréquence une ampoule formée d'un simple tube de verre cylindrique ne possédant aucune électrode; celles-ci étaient formées par deux bains liquides extérieurs; une capsule de celluloïd contenant de l'eau acidulée dans laquelle plongeait l'extrémité inférieure du tube formait l'anode, tandis que la cathode était constituée par l'eau acidulée entourant l'extrémité supérieure et contenue dans un manchon de caoutchouc coiffant le haut de l'ampoule. En plus de la simplicité et du bon marché, cette ingénieuse disposition présente le grand avantage de ne posséder aucune électrode métallique, ce qui supprime d'une façon radicale la métallisation des parois intérieures de l'ampoule, inconvénient qui met plus ou moins rapidement les autres tubes hors de service; mais, en revanche, les radiographies obtenues avec ces ampoules ne présentent aucune netteté, par suite de l'étendue du champ de production des rayons X. Pour les courants alternatifs simples, diphasés et triphasés que nous préconisons, il est également nécessaire d'employer des ampoules spéciales, dont les électrodes deviennent à tour de rôle anode et cathode, et dirigent le rayonnement dans le même sens, de façon à additionner leur action.

Pour qu'une ampoule fonctionne convenablement, il est essentiel que le vide y soit fait au degré voulu, c'est-à-dire qu'il corresponde à une pression comprise entre un millième et un cinq-centième de millimètre de mercure, et, chose bizarre, les ampoules en forme de tubes allongés demandent, d'après MM. Chabaud et Hurmuzescu, un vide moins parfait que les ampoules sphériques ou en forme de poire; la mesure de ces grands vides peut s'effectuer, naturellement avant la fermeture à la lampe de l'ampoule, à l'aide d'un appareil connu sous le nom de jauge de Mac-Leod et que nous décrirons plus loin au sujet des appareils à faire le vide.

Les rayons X apparaissent, sous l'influence de la décharge électrique traversant un tube à vide, lorsque le vide est poussé suffisamment loin pour qu'il se produise une fluorescence sur la paroi de l'ampoule opposée à la cathode; en poussant plus loin le vide, l'intensité des rayons va d'abord en augmentant, passe par un maximum, puis décroît rapidement si le vide continue à s'accentuer; l'émission cesse enfin presque complètement quand on atteint le vide presque parfait d'Hittorf; il est donc nécessaire de ne pas dépasser une certaine limite dans la raréfaction des ampoules.

Sans vouloir répéter ce que nous avons déjà dit au sujet des expériences de Crookes, nous allons indiquer comment on peut expliquer ce phénomène par sa théorie du bombardement moléculaire. La production des rayons X commence dès que le vide est poussé assez loin pour qu'une partie des molécules, lancées par la cathode, puissent atteindre l'anticathode avant d'être déviées par la rencontre d'autres molécules; cette quantité de molécules, qui viennent frapper l'anticathode, va d'abord en augmentant au fur et à mesure que la raréfaction s'accentue, puisque les chocs entre les molécules qui les dévient de leur route va en décroissant; si l'on continue à pousser le vide, les rencontres continuent à décroître, mais le nombre des molécules utilisables va également en diminuant; on comprend donc facilement qu'il arrive un moment où la diminution des molécules n'est plus compensée par la diminution des rencontres et que, par suite, le nombre des molécules frappant l'anticathode décroît, ce qui entraîne la diminution d'émission des rayons X. Nous ne pouvons nous empêcher de faire remarquer à ce sujet la commodité et la facilité avec lesquelles on peut expliquer les différents phénomènes des tubes à vide par la théorie du bombardement moléculaire, et nous pensons qu'il ne faudra abandonner complètement cette théorie que lorsqu'on aura scientifiquement démontré sa fausseté.

Il est assez facile de s'arrêter en pratiquant la raréfaction au vide voulu pour une bonne production et les ampoules neuves sont ordinairement dans d'excellentes conditions de vide; malheureusement, le vide de ces appareils s'altère assez rapidement et, ce qui peut étonner à première vue, il se produit, non pas une rentrée de gaz qui diminue le vide, mais bien une surraréfaction qui le rend trop prononcé, et change le vide de Crookes en vide d'Hittorf, lequel, comme on le sait, est mauvais conducteur et augmente dans de trop fortes proportions la résistance intérieure de l'appareil; il arrive souvent, dans ce cas, que la décharge ne passe plus dans le tube et jaillisse à l'extérieur entre les conducteurs sous forme d'étincelles; en tout cas, la production de rayons X va rapidement en diminuant.

Ce bizarre phénomène est produit, comme l'a démontré M. Gouy, par l'absorption des gaz restant dans l'ampoule par l'anticathode, sous l'influence du bombardement moléculaire; cet effet se fait surtout sentir lorsque le volume intérieur de l'ampoule est restreint, ce qui est tout naturel, puisque la même absorption de gaz augmentera bien plus le vide pour un petit volume que pour un plus grand.

Plusieurs moyens ont été proposés pour remédier à ce grave inconvénient : M. Lafay propose de chauffer légèrement le tube vers 200°, dans une étuve ou sur la flamme peu chaude d'une lampe à alcool, ce qui provoque le dégagement des gaz absorbés par l'anticathode, reproduit par suite le vide primitif et rend au tube ses premières qualités. M. Chabaud utilise le moyen indiqué par la figure 13 et déjà employé par Crookes; il place dans ses ampoules quelques fragments de potasse caustique et effectue le vide après avoir chassé l'air par un courant d'acide carbonique, la potasse absorbe une certaine quantité de ce gaz et il suffit de chauffer légèrement le carbonate de potasse produit pour lui faire restituer une partie de son acide carbonique et combattre la surraréfaction. MM. Guillaume et Chabaud ont essayé, dans le même but, une intéressante application du palladium; on sait que ce métal absorbe facilement les gaz, particulièrement l'hydrogène; il suffit donc d'ajouter une troisième électrode en palladium pour pouvoir restituer à l'ampoule une partie du gaz absorbé par cette électrode supplémentaire en la chauffant légèrement. Enfin, plusieurs opérateurs, entre autres MM. Carpentier et Tesla, proposent simplement un traitement électrique particulier pour conserver le plus longtemps possible les qualités premières des ampoules; M. Carpentier rend aux ampoules leurs qualités primitives en les faisant traverser par une dérivation de la décharge électrique, qui jaillit à l'extérieur entre les boules d'un excitateur à étincelles suffisamment rapprochées, puis progressivement éloignées.

Il est évident que le meilleur moyen pour posséder un vide parfait serait de laisser l'ampoule en communication constante avec la trompe à mercure, ce qui permettrait d'y régler constamment la pression; mais cette manière d'opérer aurait le grave inconvénient de demander des soins constants et de plus d'immobiliser une trompe, qui est relativement un appareil coûteux et encombrant, que l'on ne peut ordinairement posséder en grand nombre.

D'ailleurs, la surraréfaction n'est pas le seul phénomène qui altère les ampoules radiographiques et la métallisation de la paroi anticathodique ne tarde pas à les mettre tout à fait hors d'usage; au bout d'un certain temps, en effet, l'anticathode prend une teinte brunâtre causée par un dépôt du métal de la cathode, volatilisé sous l'action de la décharge et constituant une couche très opaque aux rayons X; nous verrons plus loin comment on a pu remédier en partie à cette action.

Les différentes sortes de verres ne présentent pas une même transparence aux rayons X; suivant M. Chabaud, les verres à base de soude, de potasse et de chaux, ainsi que le verre allemand, donnant une fluorescence verte, sont relativement très transparents, le verre urane est un peu plus opaque et le cristal, qui donne une fluorescence bleue, est très opaque, ce qui s'explique facilement par la présence du plomb; le mauvais rendement en rayons X des ampoules en cristal, attribué par certains à sa fluorescence bleue, est sans doute simplement dû à sa grande opacité; en tout cas, on voit que la qualité du verre de l'ampoule n'est pas insignifiante et joue un grand rôle dans les résultats finals.

Certains opérateurs proposent de placer dans l'ampoule ou de recouvrir l'anticathode de substances luminiscentes. C'est ainsi que M. Silvanus Thompson recouvre l'anode, qui est en même temps l'anticathode, de son tube focus, avec un émail contenant du sulfure de calcium; M. Piltschikoff place simplement des substances phosphorescentes dans ses ampoules; M. Edison emploie pour le même usage du tungstate de calcium; toutefois, l'emploi de substances luminiscentes dans les ampoules ne s'est pas généralisé et ne semble pas avoir une bien grande influence.

D'autres opérateurs, comme MM. Gouy, Imbert, Bertin-Sans, Kœnig, etc., préconisent, pour augmenter la netteté des images, l'emploi de diaphragmes de métal ou de verre épais ne laissant passer qu'un petit faisceau de rayons; il est évident que plus l'ouverture du diaphragme est petite, plus les ombres portées doivent être nettes et leurs contours moins atténués par une pénombre, mais, en revanche, l'intensité est diminuée et le temps de pose doit être augmenté.

Pour se rendre compte de la répartition des points d'émission des rayons X produits par une ampoule quelconque, MM. Imbert et Bertin-Sans emploient un procédé ingénieux qu'il est intéressant de citer : ils appliquent sur la paroi d'émission de l'ampoule une des extrémités d'un faisceau de tubes de verre ou de métal et prennent à l'extrémité opposée une radiographie qui donne une série de cercles plus ou moins ombrés, partageant la surface d'émission et montrant clairement la répartition des points de formation des rayons.

Après l'exposé de ces généralités, nous allons examiner les différentes formes et dispositions qui ont été données aux ampoules radiographiques.

Les principaux systèmes d'ampoules. — On a imaginé une énorme quantité de formes et de dispositions plus ou moins différentes d'ampoules radiographiques, chaque opérateur voulant avoir la sienne propre, à laquelle il attribuait naturellement et exclusivement toutes les qualités et toutes les vertus; plusieurs de ces dispositions sont particulièrement intéressantes et nous croyons bon de citer ici les plus importantes en indiquant les théories, principes et applications qui les caractérisent.

M. Seguy, préparateur à l'École supérieure de Pharmacie, dont nous avons déjà parlé plusieurs fois, qui répéta le premier en France les expériences de Rœntgen et qui fit faire par ses intéressantes recherches de si grands progrès à cette importante question de l'application pratique des rayons X et de la radiographie, a bien voulu mettre à notre disposition les remarquables documents qu'il a amassés sur ce sujet, ce qui nous permettra de donner la disposition, la théorie et les applications de toutes les ampoules se distinguant par un caractère réellement particulier qui ont paru depuis le début de l'année jusqu'au 1er novembre 1896.

Notre gravure 84 représente cette jolie collection d'ampoules qui sont dues : les numéros 1, 2, 20, à Crookes ; les numéros 24, 32, à Rœntgen ; les numéros 3, 5, 7, 9, 11, 13, 16, 17, 18, 21, 22, 23, 25, 29, 31, à Seguy ; les numéros 15, 26, 27, à Le Roux ; les numéros 28, 30, à Colardeau ; le numéro 8, à Silvanus Thompson ; le numéro 6, à Chabaud et Hurmuzescu ; les numéros 10, 14, à d'Arsonval ; le numéro 12, à Puluj ; le numéro 19, à de Rufz ; le numéro 4, à Wood, et enfin le numéro 25, à Seguy et Brunel. Sur notre gravure, le signe + indique l'anode ou pôle positif, le signe — la cathode ou pôle négatif ; les dessins qui ne portent aucune indication fonctionnent aussi bien dans les deux sens et sont, par conséquent, réversibles.

On peut diviser toutes ces ampoules en trois catégories, suivant leur mode d'émission des rayons cathodiques et d'utilisation de ces derniers à la production des rayons X ; rappelons, à ce sujet, que les rayons X prennent naissance à l'endroit où les rayons cathodiques viennent frapper un obstacle, ordinairement la paroi du tube.

La première catégorie comprend les ampoules qui utilisent, pour la production des rayons X, l'action directe des rayons cathodiques sur les parois du tube à vide ; la seconde, celles qui reçoivent les rayons émis par la cathode, non plus sur les parois du tube, mais sur un miroir de forme quelconque, qui, suivant les explications, constitue le point d'émission des rayons X, ou réfléchit simplement les rayons cathodiques sur une paroi du tube non directement opposée à la cathode ; enfin, la troisième classe comprend les ampoules qui emploient la combinaison des deux premiers procédés.

Les ampoules numéros 1, 2, 3, 4, 6, 7, 10, 11, 12, 13, 14, 17, 18, 20, 21, 24, 26, 28, 32 rentrent dans la première classe ; les numéros 5, 8, 9, 15, 16, 23, 25, 27, 29, 30 font partie de la seconde, et enfin les numéros 19, 22, 31 sont de la troisième.

Il est particulièrement intéressant d'exposer les théories sur lesquelles reposent ces trois classes d'appareils, qui donnent des résultats nettement différents et possèdent leurs partisans et leurs adversaires.

L'action directe des rayons cathodiques qui amena la découverte des rayons X fut d'abord uniquement employée et constitue la solution la plus simple, sinon la meilleure ; elle consiste dans l'utilisation directe des rayons émis normalement à la cathode, venant frapper directement la paroi de verre du tube opposé à cette cathode et se continuant ensuite dans la même direction sous forme de rayons X pour aller impressionner la plaque sensible ou l'écran fluorescent.

L'action indirecte constitue jusqu'ici la forme la plus pratique et la plus intéressante, elle est d'ailleurs actuellement presque uniquement employée ; elle consiste à recevoir les rayons cathodiques sur un miroir métallique, ordinairement de platine, incliné à 45°, qui renvoie les rayons X produits, ou réfléchit simplement les rayons cathodiques, dans une direction perpendiculaire à la première ; ce qui semble bizarre à première vue, c'est que cette action indirecte est plus intense que l'action directe et permet d'obtenir en radiographie les mêmes résultats avec une pose beaucoup moins longue ; nous allons nous étendre plus longuement

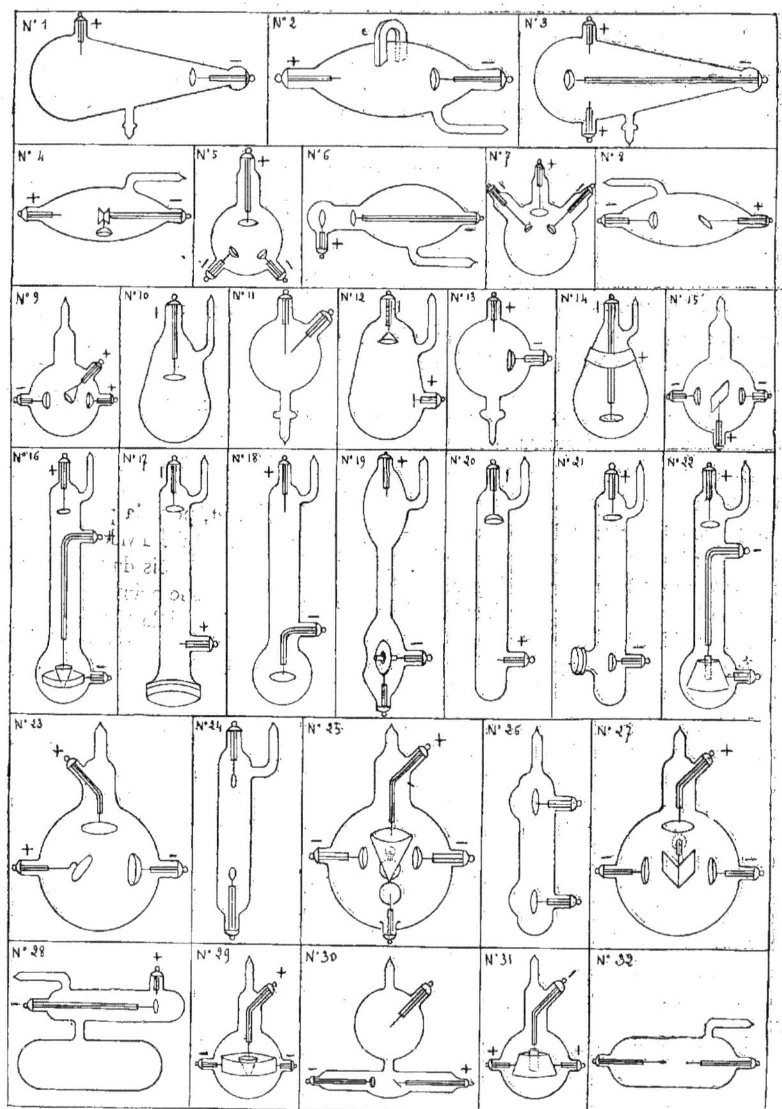

Fig. 84. — Tableau synoptique des ampoules radiographiques établi par M. G. Seguy.

Nos 1 et 2. Ampoules Crookes. — N° 3. Ampoule Seguy. — N° 4. Ampoule Wood. — N° 5. Ampoule Seguy. — N° 6. Ampoule Chabaud et Hurmuzescu. — N° 7. Ampoule Seguy. — N° 8. Ampoule Thompson. — N° 9. Ampoule Seguy. — N° 10. Ampoule d'Arsonval. — N° 11. Ampoule Seguy. — N° 12. Ampoule Puluj. — N° 13. Ampoule Seguy. — N° 14. Ampoule d'Arsonval. — N° 15. Ampoule Le Roux. — Nos 16, 17 et 18. Ampoules Seguy. — N° 19. Ampoule Rufz. — N° 20. Ampoule Crookes. — Nos 21, 22 et 23. Ampoules Seguy. — N° 24. Ampoule Rœntgen. — N° 25. Ampoule Brunet-Seguy. — Nos 26 et 27. Ampoules Le Roux. — N° 28. Ampoule Colardeau. — N° 29. Ampoule Seguy. — N° 30. Ampoule Colardeau. — N° 31. Ampoule Seguy. — N° 32. Ampoule Rœntgen.

sur cette disposition, en indiquer les deux théories et expliquer les causes de cette action plus énergique qui semble contradictoire.

M. Seguy, qui créa sur ce principe l'ampoule bi-anodique représentée par la figure 85, explique de la façon suivante la théorie de cette seconde catégorie d'ampoules : la cathode *c*, en forme de miroir sphérique concave, projette les rayons cathodiques qu'elle émet, non plus sur la paroi du verre, mais sur l'anode *a* formée par un miroir de platine incliné à 45° qui réfléchit les rayons cathodiques et les renvoie vers le bas sur la paroi inférieure de l'ampoule où se produisent les rayons X qui se propagent en dehors du tube (1).

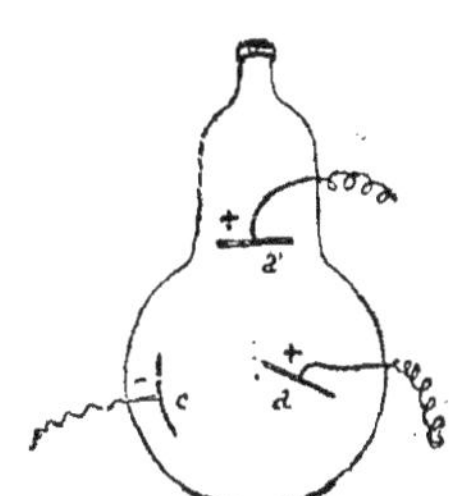
Fig. 85. — Ampoule bi-anodique Seguy.

Pour démontrer la réflexion des rayons cathodiques, il construisit l'appareil spécial représenté par notre figure 86 et constitué par une ampoule sphérique d'environ 10 centimètres de diamètre possédant en son centre une étoile en aluminium EF fixée par une soudure à la base de la sphère et formant l'une des électrodes; parallèlement à la surface de cette étoile se trouve l'autre électrode constituée par un disque de platine; si l'on met les électrodes en communication avec une bobine d'induction, l'étoile étant anode et le disque cathode, l'étoile projette son ombre E sur la paroi opposée de la sphère, comme cela se produit dans le tube à croix de la figure 17; en plaçant au contraire le pôle négatif sur l'étoile qui devient cathode, les rayons cathodiques sont projetés de chaque côté normalement à sa surface; il s'ensuit qu'il se forme deux images lumineuses égales de l'étoile sur les écrans formés par les parties gauche et droite de la sphère; mais on remarque en plus de ces étoiles lumineuses deux images agrandies et ombrées E' de l'étoile, comme le montre notre gravure, et M. Seguy explique ce phénomène par la réflexion des rayons cathodiques sur les parois de la sphère, comme l'indique les droites tracées sur la figure; les dimensions réciproques des étoiles ombrées et lumineuses correspondent d'ailleurs à cette interprétation.

On pourrait toutefois expliquer ce phénomène d'une façon différente, qui donnerait pleinement raison aux nombreux partisans de la seconde théorie; on peut, en effet, parfaitement admettre que les rayons cathodiques émis par l'étoile d'aluminium donnent naissance en frappant la paroi à des rayons X qui, se répandant dans tous les sens, viennent augmenter la phosphorescence de la paroi opposée et y portent l'ombre de l'étoile; ce ne serait donc pas les rayons cathodiques réfléchis qui porteraient cette ombre, mais bien les rayons X eux-mêmes.

Quant à la supériorité de l'action réfléchie sur l'action directe, M. Seguy en donne l'explication suivante : dans l'action directe, le courant cathodique entraîne une multitude de parcelles métalliques émises par la cathode, qui sont aussi antiradiographiques que possible et viennent en quelques fractions de seconde métalliser en partie la paroi anticathodique et opposer un obstacle sérieux, quoique d'abord invisible, au passage des rayons X; dans l'action réfléchie, au contraire, les parcelles métalliques volatilisées sont toujours émises par la

(1) Au moment de mettre sous presse, M. Seguy nous annonce qu'il a abandonné sa théorie et s'est pleinement rallié à celle de M. Silvanus Thompson exposée plus loin ; en prenant une épreuve radiographique à l'aide de deux ampoules disposées à une certaine distance, il a pu, en effet, par la direction des ombres portées, établir rigoureusement le point d'émission des rayons X et il a constaté que dans les ampoules à action indirecte la surface d'émission se trouvait, non sur la paroi de l'ampoule comme il l'avait d'abord cru, mais bien sur l'obstacle directement frappé par les rayons cathodiques. Cette théorie maintenant admise par tous peut donc être considérée comme définitive.

cathode, mais elles viennent se déposer sur l'anode en platine inclinée à 45°, qui forme l'anticathode, et les rayons cathodiques, seuls réfléchis, arrivent à la paroi de l'ampoule complètement débarrassés des particules métalliques ; c'est à cette heureuse séparation des molécules gazeuses et métalliques qu'est due la supériorité de l'action indirecte.

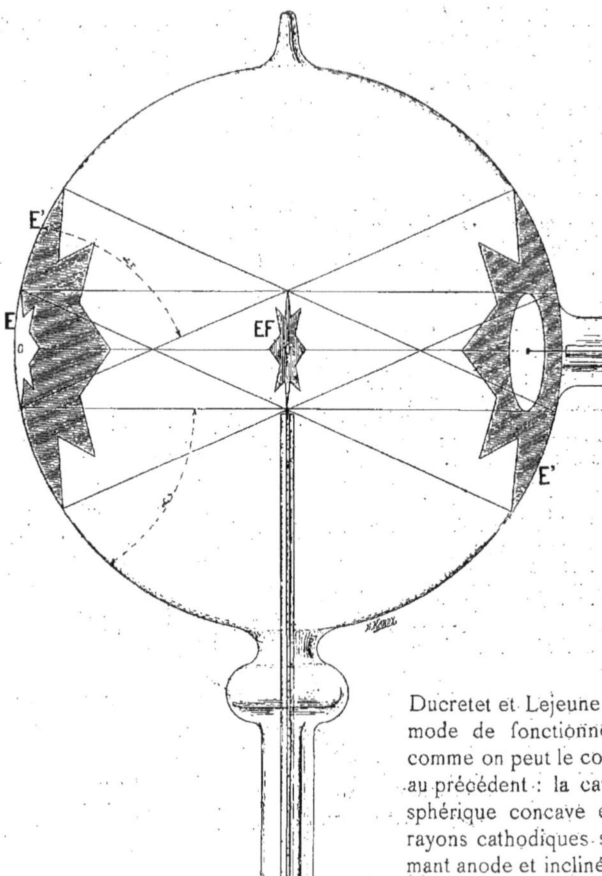

Fig. 86. — Ampoule étoile de M. G. Seguy.

Cette théorie de l'action réfléchie de M. Seguy n'est pas la seule émise, et M. Silvanus Thompson applique une autre explication généralement admise au fonctionnement de son tube focus dont la figure 87 représente le modèle construit par MM. Ducretet et Lejeune ; voici, d'après l'inventeur, le mode de fonctionnement de cet appareil qui, comme on peut le constater, est en tout semblable au précédent : la cathode M, en forme de miroir sphérique concave en aluminium, concentre les rayons cathodiques sur la lame de platine M' formant anode et inclinée à 40° ; c'est en ce point de concentration que se forment les rayons X qui sont projetés dans toutes les directions et principalement vers le bas, traversent la paroi de l'ampoule en X, se propagent à l'extérieur et viennent impressionner la plaque sensible ou l'écran fluorescent ; cette théorie, qui est généralement admise et nous paraît infiniment plus probante, explique parfaitement la grande netteté que donne l'usage de ces sortes d'ampoules : le foyer d'émission des

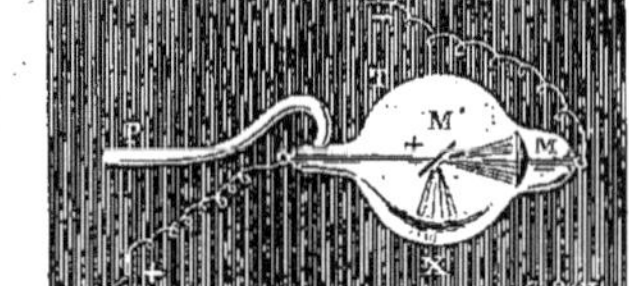

Fig. 87. — Tube focus de M. Silvanus Thompson.

rayons X étant de très peu d'étendue, presque un point, les ombres portées doivent naturellement être d'une grande netteté, même à une petite distance de l'ampoule.

MM. Imbert, Bertin-Sans et Gouy ont, en outre, constaté que dans ce genre d'ampoules l'émission des rayons X par l'anticathode avait lieu jusqu'au voisinage de l'incidence rasante et que les rayons les plus obliques étaient aussi les plus puissants; cette curieuse propriété permet d'isoler un faisceau de rayons X très intense et très étroit.

Certains observateurs, entre autres MM. Lodge, Hurmuzescu, Chabaud, etc., ont de plus remarqué que la production des rayons X dépendait, dans une forte mesure, non seulement de la nature de l'anticathode, mais aussi de son état d'électrisation; si l'anticathode est elle-même cathode et est reliée électriquement à une source d'électricité négative, la formation des rayons X est très faible; elle augmente si l'anticathode est non électrisée et devient maximum si elle est anode et reliée au pôle positif; ce phénomène constitue une nouvelle explication de la supériorité des tubes à action indirecte dans lesquels l'anticathode est formée par l'anode.

Partisan de la théorie de M. Thompson, nous ne garderons pas le terme d'action réfléchie employé par M. Seguy et nous désignerons par action indirecte la disposition qui caractérise la seconde catégorie d'ampoules.

Enfin, la combinaison des deux actions directe et indirecte, qui est le caractère distinctif des ampoules de la troisième classe, ne nous semble pas susceptible de donner de bons résultats et possède l'inconvénient de compliquer la disposition des ampoules, de rendre leur fabrication plus difficile et par suite leur prix plus élevé; en outre, l'existence de deux surfaces d'émissions de rayons X doit forcément altérer la netteté des épreuves.

Nous allons maintenant décrire séparément, rapidement et par ordre numérique toutes les ampoules qui figurent dans notre tableau synoptique.

La figure 88, nº 1 de notre planche, représente le premier modèle utilisé et créé en France dans le but de l'application radiographique. Cette forme a été d'abord adoptée en raison des excellents résultats que donnait le tube de Crookes à croix qui avait été essayé au début, avant que l'on pût se procurer des ampoules spécialement construites pour la radiographie, et qui avait d'ailleurs rendu de réels services. Les résultats obtenus avec cette disposition d'ampoule sont bons, mais lents, et la netteté est moyenne.

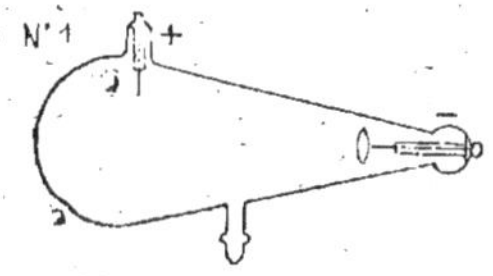

Fig. 88. — Ampoule Crookes.

La figure 89, nº 2 de la planche, donne un dispositif utilisant la déviation du rayonnement cathodique intérieur par un aimant qui permet de faire varier la direction des rayons X; ce modèle présente l'avantage de pouvoir déplacer le point d'émission des rayons lorsque la paroi employée est métallisée par les molécules métalliques volatilisées sous l'action du courant; on peut ainsi utiliser successivement toutes les parties de l'ampoule et augmenter, par conséquent, le régime de bon fonctionnement du tube. Les résultats sont, comme avec le modèle précédent, bons, lents et d'une netteté moyenne.

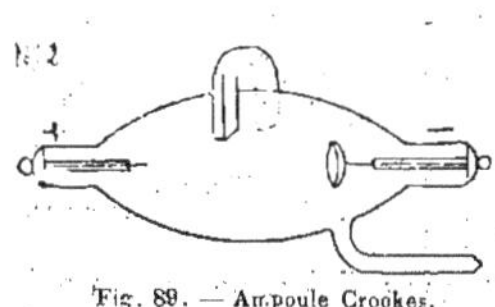

Fig. 89. — Ampoule Crookes.

La figure 90, nº 3 de la planche, possède une cathode formée d'un miroir sphérique concave placé très près de la paroi de l'ampoule, de façon que son centre et foyer de concentration des rayons se trouve à l'extérieur de la paroi et assez rapproché de cette dernière, ce qui n'a ordinairement pas lieu; dans ce modèle, le foyer d'émission des rayons X étant de petite dimension, la netteté est augmentée, mais l'augmentation de puissance et de netteté est compensée par un échauffement considérable de la partie du verre traversée par les rayons, ce qui compromet la durée de l'appareil et ne permet pas son emploi pour une opération longue et ininterrompue. Bons résultats, augmentation de la vitesse et de la netteté.

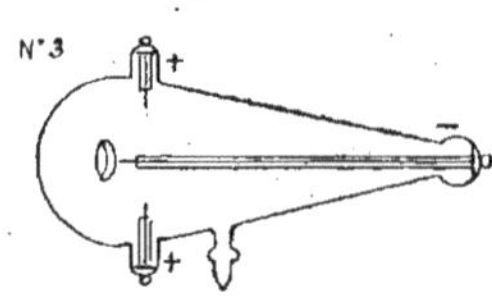

Fig. 90. — Ampoule Seguy.

Le modèle n° 4 (fig. 91) possède une cathode mobile suspendue à une petite poulie et restant constamment dirigée vers le bas, même lorsqu'on donne un mouvement de rotation à l'ampoule. Cette ingénieuse combinaison permet, comme avec l'aimant de l'ampoule n° 2, mais d'une manière encore plus commode, de changer le point d'émission des rayons X lorsque la volatilisation est venue métalliser la portion de la paroi précédemment utilisée; ce modèle permet également, pour augmenter l'intensité et surtout la netteté, de placer la cathode très près de la paroi du tube et de former le foyer de concentration des rayons cathodiques sur cette paroi même ou tout près d'elle; ceci provoque, comme nous l'avons vu au n° 3, une élévation considérable de la température de la paroi frappée par les rayons, température qui peut facilement atteindre le degré de fusion du verre et détruire l'ampoule; mais avec le dispositif de la cathode mobile, il suffit, pour éviter cet inconvénient, de donner un mouvement de rotation continu à l'ampoule pendant l'opération, de façon à changer constamment le point d'émission qui, par suite, n'a pas le temps de s'échauffer d'une façon dangereuse; cet appareil garde donc en partie les avantages de l'ampoule précédente en remédiant à ses inconvénients; il s'y produit toutefois une perte de rayonnement par la poulie conductrice. Bons résultats, vitesse moyenne, bonne netteté.

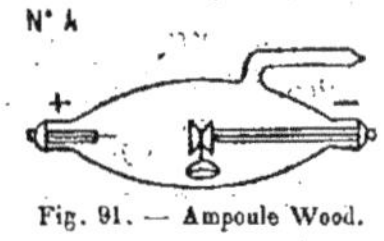

Fig. 91. — Ampoule Wood.

L'ampoule n° 5 (fig. 92) est bicathodique, l'anode est placée à la partie supérieure et forme miroir en platine sur lequel viennent se concentrer les rayons cathodiques émis par les deux cathodes inférieures; ce modèle donne de beaux résultats d'une grande netteté et permet une grande rapidité dans l'opération.

Fig. 92. Ampoule Seguy.

Dans l'ampoule n° 6 (fig. 93), l'anode est formée par un disque d'aluminium placé devant la cathode sur le parcours des rayons cathodiques; cette disposition empêche la paroi de verre de se métalliser rapidement et donne une plus grande durée à l'ampoule; de plus, la production des rayons X se trouve augmentée par leur formation sur l'anode; mais, en revanche, cette augmentation se trouve en partie compensée par l'obstacle supplémentaire qu'ils doivent traverser; cette ampoule permet toutefois une grande rapidité et netteté.

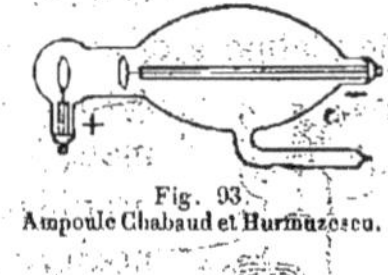

Fig. 93. Ampoule Chabaud et Hurmuzescu.

L'ampoule n° 7 (fig. 94) est bicathodique et possède une grande puissance, mais la métallisation de la paroi du verre frappée par les rayons est très rapide et met vivement l'appareil hors d'usage. Vitesse et netteté moyennes.

Fig. 94. Ampoule Seguy.

L'ampoule n° 8 (fig. 95), dont nous avons déjà parlé, présente une très bonne disposition et donne de beaux résultats; les rayons cathodiques émis par une cathode en forme de miroir sphérique viennent se concentrer sur l'anode de platine inclinée à 45°; très grande rapidité et netteté.

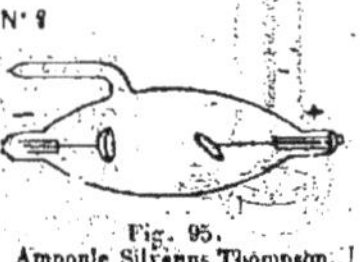

Fig. 95. Ampoule Silvanus Thompson.

L'ampoule n° 9 (fig. 96) est d'une complication inutile ; elle est bi-anodique et le miroir de platine à 45° est remplacé par un cône creux en platine qui ne présente aucun avantage. Résultats identiques à l'appareil précédent.

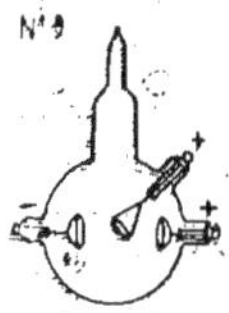

Fig. 96. Ampoule Seguy.

L'ampoule n° 10 (fig. 97) est particulièrement construite pour être mise en fonction par des courants à haute fréquence; elle est unipolaire, l'anode étant externe et constituée ordinairement par un bain liquide contenu dans une capsule de celluloïd dans lequel elle plonge; sa métallisation est rapide et l'emploi des courants à haute fréquence la perce facilement. Résultats : rapidité et netteté médiocres.

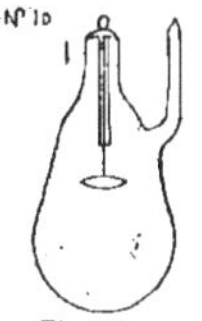

Fig. 97. Ampoule d'Arsonval.

L'ampoule n° 11 (fig. 98) représente l'ampoule cathodique filiforme à cathodes inversables; c'est le premier modèle créé par M. Seguy pour la radiographie, c'est un appareil de la première heure donnant des résultats lents et très médiocres.

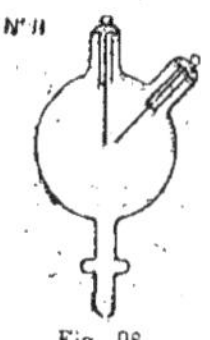

L'ampoule n° 12 (fig. 99) est à action directe, sa cathode en platine est recouverte sur sa paroi convexe par une couche isolante de verre qui empêche une perte de rayonnement inutile de ce côté; dans un vide poussé très loin et atteignant au moins 1/1,000,000° d'atmosphère, la métallisation n'est pas trop rapide et les résultats assez bons, mais lents et d'une netteté moyenne.

Fig. 98. Ampoule Seguy.

L'ampoule n° 13 (fig. 100), de très grande dimension, est une des meilleures et des plus simples parmi les modèles à action directe pour le fluoroscope; elle est moins bonne pour la radiographie et donne des résultats lents et d'une netteté moyenne.

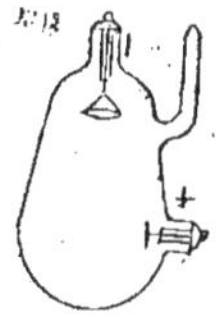

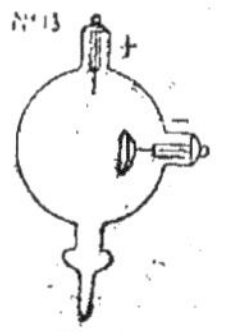

Fig. 99. Ampoule Puluj.

L'ampoule n° 14 (fig. 101) est destinée aux courants à haute fréquence et ne possède qu'une électrode intérieure ; un cercle métallique extérieur sert d'anode; elle présente les mêmes inconvénients que l'ampoule n° 10, inconvénients inhérents à l'emploi des courants à haute fréquence.

L'ampoule n° 15 (fig. 102) est particulièrement intéressante et peut rendre surtout de grands services aux praticiens qui ne se contentent pas de tirer quelques épreuves à l'aide de leur ampoule, mais qui tous les jours en exigent une grande quantité; elle utilise l'action indirecte et est bicathodique; chaque cathode envoie ses rayons de chaque côté d'un miroir de platine à double face incliné à 45°, situé entre elles et dirigeant les rayons X des deux côtés de l'appareil, ce qui permet d'effectuer en même temps deux épreuves radiographiques; cette ampoule tient donc le record du nombre et de la rapidité; elle donne de très bons résultats comme rapidité et netteté.

Fig. 100. Ampoule Seguy.

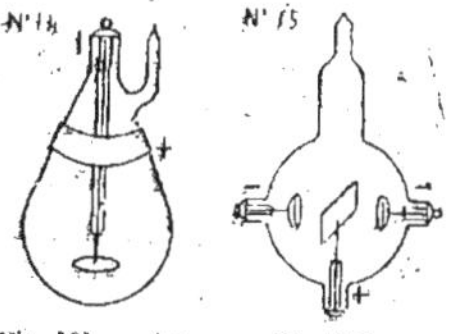

Fig. 101. — Ampoule d'Arsonval. Fig. 102. Ampoule Le Roux.

Dans l'ampoule n° 16 (fig. 103), la cathode est constituée par une couronne circulaire qui dirige son rayonnement sur un cône anodique en platine creux formant miroir et émettant les rayons X; une anode supérieure a pour but d'éviter les pertes dans cette direction. Avec cette ampoule, l'utilisation des rayons est parfaite, les résultats très bons comme rapidité et netteté.

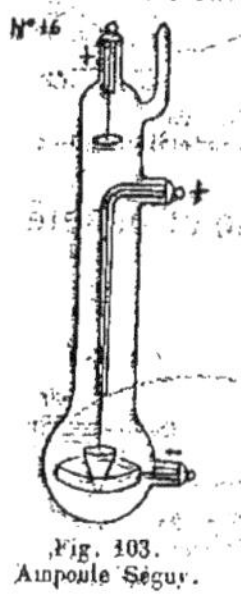

Fig. 103. Ampoule Ségur.

L'ampoule n° 17 (fig. 104) se rapproche du tube qui servit à Lenard dans ses remarquables expériences; elle est ouverte à une de ses extrémités qui possède des rebords rodés parallèles à la surface de la cathode et qui peut être obturée par des rondelles de substances quelconques, verre de différente nature, métal, etc.; le joint peut être parfaitement effectué et le tube peut garder longuement le vide; c'est surtout un appareil de recherches, très commode par exemple pour déterminer d'une façon précise le degré d'opacité des divers corps; les résultats obtenus sont naturellement variables avec la substance employée à la fermeture du tube.

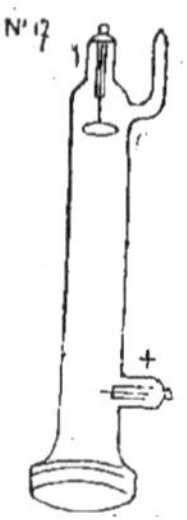

Fig. 104. Ampoule Seguy.

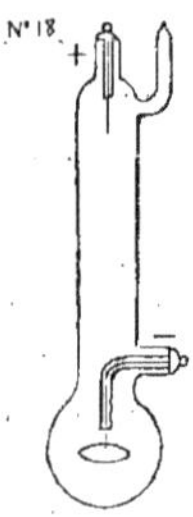

Fig. 105. Ampoule Seguy.

Dans l'ampoule n° 18 (fig. 105), la cathode est située à la place qu'occupe ordinairement l'anode, cette dernière se trouvant fixée dans le haut du tube; cette disposition est avantageuse comme rendement, mais possède le grave inconvénient que nous avons déjà indiqué pour l'ampoule n° 3, c'est-à-dire l'élévation considérable de la température de la paroi du tube à l'endroit traversé par les rayons, ce qui compromet la durée de l'appareil et peut amener sa destruction rapide et complète, par suite de la fusion du verre; à part cet inconvénient, les résultats sont assez bons.

Le tube n° 19 (fig. 106) montre un appareil qui serait parfait si, en pratique, les résultats étaient aussi bons que la théorie pourrait le faire supposer; il est bi-anodique, concentre en un même point les deux actions combinées directe et indirecte et possède une paroi amincie constituée par une ampoule concave à l'endroit où passe le rayonnement. La cathode formée d'un petit bloc cylindrique traverse en son centre, sans naturellement la toucher, l'une des anodes constituée par un miroir sphérique concave; cette cathode émet normalement ses rayons à sa surface, d'une part par son extrémité qui fournit le rayonnement direct, et d'un autre côté par sa surface cylindrique qui réalise l'action indirecte en projetant ses rayons sur l'anode de platine concave qui envoie son rayonnement dans le même sens que l'action directe. Les résultats obtenus sont bons, mais nets seulement sur une petite surface.

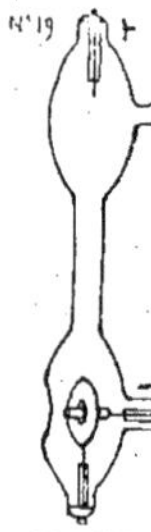

Fig. 106. Ampoule Rufz.

L'ampoule cylindrique n° 20 (fig. 107) est un appareil rétrospectif de la première heure; un de ses avantages est la facilité qu'il donne de pouvoir utiliser de très longues étincelles sans risquer de les voir jaillir extérieurement entre les deux électrodes qui se trouvent très éloignées l'une de l'autre, par suite de la forme allongée de l'ampoule. On sait, en effet, que la résistance intérieure du tube augmente par la raréfaction et qu'il arrive parfois, si les conducteurs extérieurs sont trop rapprochés, que l'étincelle jaillisse entre eux et ne traverse plus le tube; or, en éloignant les électrodes, on n'augmente pas d'une façon sensible, comme on l'a vu plus haut, la résistance intérieure d'un tube à grand vide, tandis que la résistance extérieure entre les deux conducteurs varie dans une très grande mesure avec cet éloignement; par conséquent, en adoptant la disposition du cylindre cathodique n° 20, on peut utiliser sans crainte des tensions très élevées et employer ainsi le maximum d'énergie à la production des rayons X; cet avantage est aujourd'hui très important pour la diminution, toujours recherchée, du temps de pose; toutefois, ce tube n'est pas encore suffisamment étudié en ce qui concerne sa construction et la forme des électrodes, et les résultats n'ont pas été en rapport avec les

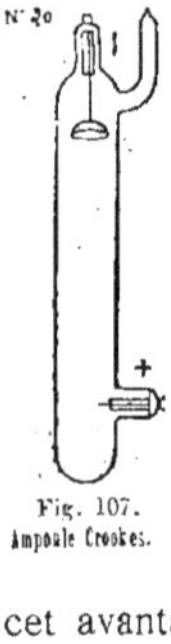

Fig. 107. Ampoule Crookes.

espérances qu'il donnait; il mérite cependant de ne pas être abandonné et peut, dans certains cas, rendre de grands services.

L'ampoule n° 21 (fig. 108) est analogue comme disposition au n° 17 et possède une anticathode interchangeable et pouvant être constituée de substances diverses; seulement, ici, la partie rodée, qui reçoit les rondelles des corps à étudier, se trouve, non plus à l'extrémité inférieure, mais sur une petite tubulure disposée sur le côté; la cathode s'en trouve ainsi très rapprochée, ce qui permet une étude plus précise et une intensité plus grande; les résultats obtenus sont naturellement variables, suivant les substances employées comme anticathodes, et cette ampoule est principalement réservée aux recherches sur la perméabilité des corps aux rayons X.

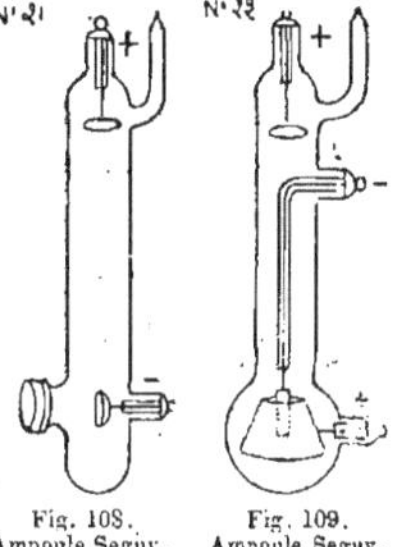

Fig. 108. Ampoule Seguy. Fig. 109. Ampoule Seguy.

L'ampoule n° 22 (fig. 109) est particulièrement intéressante; elle est bi-anodique et utilise les deux actions directe et indirecte; sa cathode, formée d'un petit cylindre métallique, est située au centre d'un tronc de cône creux en platine formant anode et dirigeant son rayonnement vers le bas; la surface plane inférieure de la cathode agit directement. Les résultats sont bons et rapides, la netteté est assez grande.

La figure 110 (n° 23 du tableau) représente l'ampoule bi-anodique de M. Seguy, qui permit pour la première fois d'obtenir des radiographies presque instantanées de grandes dimensions; cette ampoule est très grosse et donne en fluoroscopie les plus jolis résultats comme netteté et fluorescence; son grand volume a de plus l'avantage d'augmenter sa durée de fonctionnement, car on sait que la surraréfaction, qui transforme au bout d'un certain temps le vide de Crookes en vide d'Hittorf, se produit naturellement d'autant moins rapidement que le volume de l'ampoule est plus grand. Résultats très bons, très rapides et d'une grande netteté.

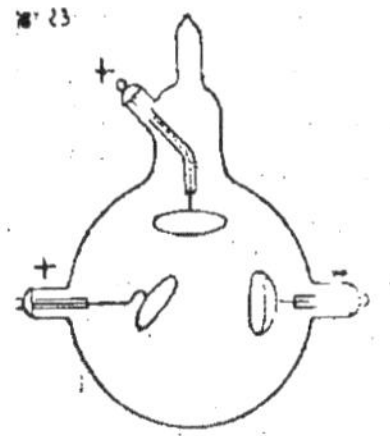

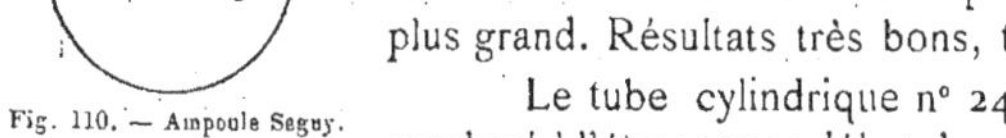

Fig. 110. — Ampoule Seguy.

Le tube cylindrique n° 24 (fig. 111) est un appareil employé à l'étranger au début des recherches sur les rayons X; les deux électrodes inversables sont pourvues à leurs extrémités de petites olives en aluminium permettant un rayonnement dans tous les sens et provoquant une phosphorescence plus accentuée des parois de l'ampoule que la première ampoule de Rœntgen, n° 32. Les résultats comme rapidité et netteté sont très médiocres.

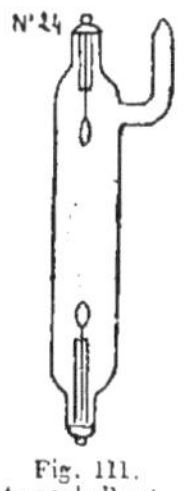

Fig. 111. Ampoule Rœntgen.

La figure 112 (n° 25 du tableau) nous montre une ampoule à action quadruple de MM. Seguy et Brunel; les quatre cathodes, qui peuvent être alimentées par quatre transformateurs différents, envoient leur rayonnement sur un cône creux renversé de platine qui forme anode et dirige son rayonnement vers le bas de l'appareil; on obtient ainsi une intensité très grande et les résultats obtenus sont très bons comme rapidité et netteté.

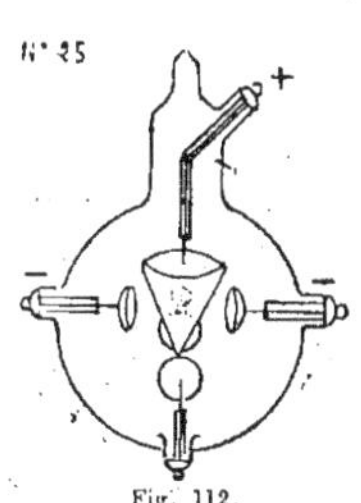

Fig. 112. Ampoule Brunel-Seguy.

Le tube n° 26 (fig. 113) est à électrodes inversables, placées devant deux petites ampoules amincissant la paroi du tube à l'endroit où elle doit être traversée par le rayonnement. Cette ampoule permet de réaliser plusieurs expériences particulières pour démontrer que les rayons X partent de la paroi du tube du côté de la cathode. A cet effet, on place l'appareil horizontalement et l'on dispose une feuille de platine verticalement entre les deux électrodes, de façon à isoler leur champ d'émission; on place au-dessous une plaque de liège supportant une série d'épingles piquées verticalement et l'on prend une radiographie; l'inclinaison des ombres portées par les épingles permet de déterminer le point d'émission des rayons qui se trouve être sur la paroi du tube côté de la cathode. Les résultats radiographiques donnés par cette ampoule sont lents et médiocres.

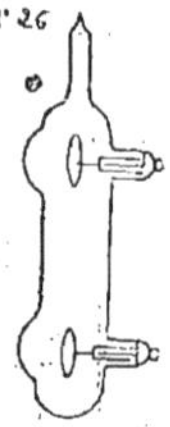

Fig. 113. Ampoule Le Roux.

La figure 114 (n° 27 du tableau) représente une ampoule très intéressante due à M. Le Roux et possédant une grande puissance de rayonnement. Elle est bicathodique et bi-anodique; les rayons émis par les deux cathodes sont projetés sur un double miroir plan de platine formant anode et dirigeant ses rayonnements dans une même direction où ils viennent se confondre et s'additionner en augmentant la puissance de l'appareil; cette ampoule ressemble à celle de la figure 102, mais en diffère par le fait que les rayons sont dirigés dans le même sens et se confondent au lieu de servir à la prise de deux radiographies différentes; les deux cathodes peuvent être naturellement alimentées par deux transformateurs différents. Les résultats sont très bons, la rapidité et la netteté grandes.

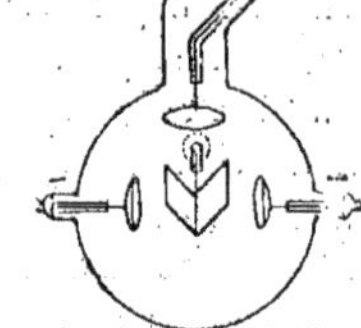

Fig. 114. — Ampoule Le Roux.

La figure 115 (n° 28 du tableau) montre l'ampoule de M. Colardeau qui lui permit d'obtenir des résultats d'une très grande netteté, comme on a pu en juger par la radiographie reproduite par notre gravure 41. Cette ampoule est constituée par un tube de très faible dimension, quelques centimètres de longueur sur un centimètre au maximum de diamètre, ce qui correspond à la grandeur d'une cigarette; la cathode est formée d'un disque métallique d'un diamètre presque égal au diamètre intérieur du tube; l'anode est constituée par un simple fil de platine contenu dans une petite tubulure latérale; enfin, pour empêcher la rapide mise hors d'usage de l'appareil par suite du faible volume de l'ampoule, une seconde ampoule de grande dimension, dont le seul but est d'augmenter le volume de l'appareil, est soudée au premier tube par une tubulure spéciale. Le grand avantage de cette disposition est de donner des épreuves d'une très grande netteté, mais la puissance est naturellement diminuée et le temps de pose prolongé; il faut prendre de grandes précautions pour éviter un échauffement dangereux de la paroi inférieure du tube cathodique, ce qui pourrait amener la destruction de l'ampoule.

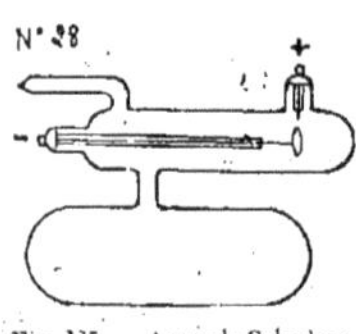

Fig. 115. — Ampoule Colardeau.

La disposition de la cathode, qui ferme presque complètement le tube, évite en partie, comme l'avait déjà constaté M. Goldstein, l'émission de rayons cathodiques sur la surface de la cathode opposée à l'anode, c'est-à-dire la portion du rayonnement qui, non seulement est complètement perdu, mais encore nuit à la netteté des images par la formation de foyers d'émission multiples des rayons X; ceci, joint à la petite surface d'émission des rayons directement utilisés, explique la très grande netteté des images obtenues avec cette ampoule.

L'ampoule n° 29 (fig. 116) est de disposition analogue au tube n° 16, mais de forme moins allongée et plus compacte; l'anode est constituée par un cône creux renversé de platine qui reçoit et concentre dans une même direction les rayons émis par une cathode formée d'une couronne circulaire en aluminium. Ce modèle, dû à M. Seguy, serait excellent et constituerait une des meilleures formes d'am-

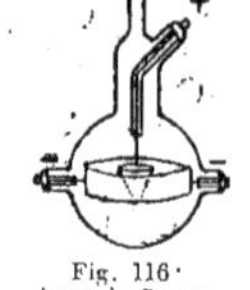

Fig. 116. Ampoule Seguy.

poule, donnant des résultats parfaits comme rapidité, puissance et netteté, si sa construction n'était extrêmement difficile, ce qui la rend par trop dispendieuse.

L'ampoule nº 30 (fig. 117) est principalement caractérisée par la petite dimension des électrodes et par l'amincissement, poussé aussi loin que possible, de la paroi traversée par le rayonnement, ce qui diminue beaucoup les pertes dues à la grande opacité du verre pour les rayons X ; la cathode projette ses rayons sur l'anode de platine inclinée à 45° qui dirige son rayonnement vers le bas à l'endroit aminci par une soufflure du verre ; dans notre gravure, le ballon supérieur, destiné à augmenter le volume intérieur de l'appareil et par suite sa durée, est muni d'une électrode supplémentaire en palladium qui absorbe et retient une certaine quantité du gaz raréfié (hydrogène) et peut le restituer en partie, lorsque cette électrode est chauffée à l'aide d'une lampe à alcool ; cette ingénieuse disposition, déjà indiquée, due à MM. Guillaume et Chabaud, permet de maintenir le vide voulu par dégagement des gaz du palladium lorsque la raréfaction est devenue trop parfaite par suite de l'absorption du gaz de l'ampoule par l'anticathode ; le réglage du dégagement du gaz absorbé par la lame de palladium est impossible et il est très difficile d'arriver par ce moyen juste au vide voulu ; mais, en prenant l'électrode en palladium comme anode, elle réabsorbe l'excès de gaz dégagé et cette réabsorption se règle facilement et est arrêtée lorsque le tube s'approche de son maximum d'action. Les résultats obtenus avec l'ampoule nº 30 sont très bons comme netteté et rapidité.

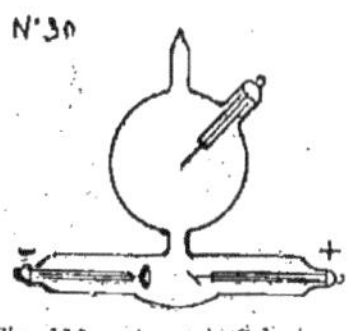
Fig. 117. — Ampoule Colardeau.

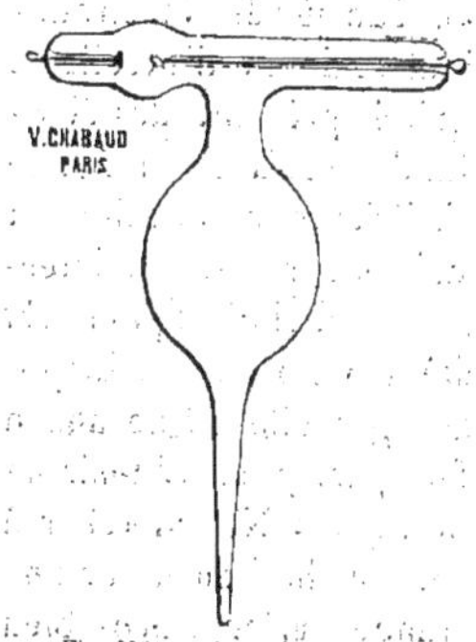

Fig. 118. — Ampoule Colardeau.

La figure 118 représente le dernier modèle de l'ampoule de M. Colardeau, construit par M. Chabaud.

L'appareil représenté par la figure 119 (nº 31 du tableau) est en tous points analogue à l'ampoule nº 22 et n'en diffère que par la forme plus ramassée et la suppression de l'anode supérieure ; la cathode centrale émet un rayonnement direct par sa partie plate inférieure et par sa partie cylindrique latérale un rayonnement qui vient d'abord frapper l'anode tronc-conique circulaire, pour venir, après sa transformation en rayons X, renforcer l'action directe ; cette ampoule donne des résultats particulièrement bons pour la fluoroscopie, par suite de la grande surface rendue fluorescente ; les résultats radiographiques sont également très bons comme rapidité, moins bons comme netteté.

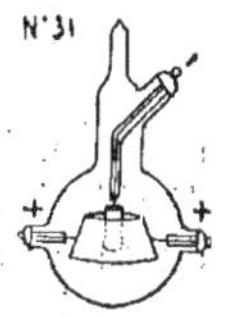
Fig. 119. Ampoule Seguy.

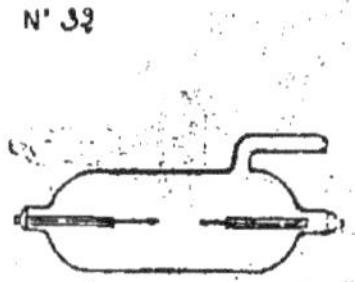

Fig. 120. — Ampoule Rœntgen.

Enfin, la dernière ampoule de notre tableau, le nº 32 (fig. 120), présente surtout un intérêt historique ; c'est, en effet, le premier modèle d'ampoule dont s'est servi le professeur Rœntgen. Les résultats qu'elle donne sont d'ailleurs très médiocres, très lents et sans netteté.

L'ampoule représentée par notre figure 121 et imaginée par nous est composée d'une cathode conique en aluminium C, qui se trouve placée à l'intérieur de l'anode tronc-conique A en platine, nickel ou cuivre nickelé ; le rayonnement émis par la cathode vient frapper obliquement la surface intérieure de l'anode et les rayons X produits se trouvent dirigés principalement vers le bas ; l'action est donc indirecte, sauf l'action directe négligeable de la pointe du cône; pour qu'il n'y ait aucun rayon de perdu, l'anode en tronc de cône est suffisamment haute pour que les normales partant de l'extrémité du cône cathodique viennent encore la rencontrer; cette ampoule, que des difficultés de construction rendent très coûteuse, ne donne pas l'intensité que l'on pourrait déduire de l'utilisation du rayonnement cathodique qui y semble complet; elle est l'opposé du tube de M. Colardeau (fig. 118) qui ne possède que des électrodes d'infimes dimensions et donne d'excellents résultats, tandis qu'elle présente des électrodes de très grandes surfaces et donne des résultats très inférieurs, non seulement comme netteté, mais encore comme intensité; ceci démontre donc, et c'est pour cela que nous avons cité cette mauvaise disposition ne présentant par elle-même aucun intérêt, qu'il ne faut pas, pour obtenir un bon rendement en rayons X, chercher à disperser les rayons cathodiques sur une anticathode de grande surface, mais bien au contraire qu'il faut tâcher de les concentrer sur la plus petite surface possible et cela non seulement, comme il n'était pas douteux, pour obtenir le maximum de netteté, mais aussi, ce qui était moins évident et demandait confirmation, pour obtenir le maximum de puissance; l'inconvénient consiste alors, il est vrai, dans un échauffement considérable de l'anticathode, mais on verra plus loin comment nous avons tourné cette difficulté.

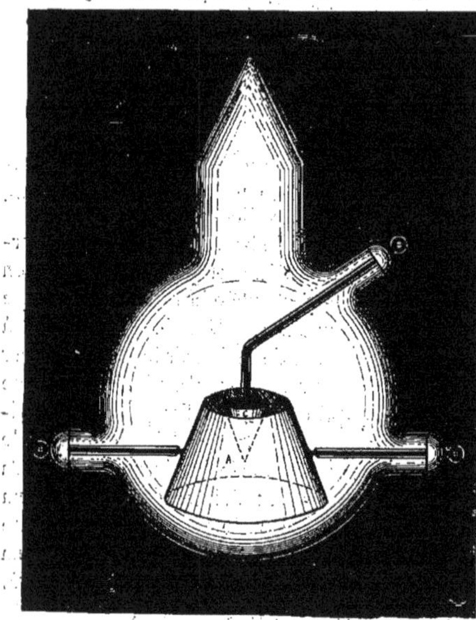

Fig. 121. — Ampoule Breton.

Les derniers modèles d'ampoules créés par M. Seguy sont basés sur l'action indirecte des rayons cathodiques et présentent comme principale particularité d'être de très grande dimension et de présenter une grande distance, au moins 20 centimètres, entre les pôles extérieurs de l'anode et de la cathode; ces dispositions empêchent la métallisation de la paroi par suite de l'action indirecte, produisent une grande surface fluorescente par suite de leur grosseur, gardent pendant longtemps le degré de vide voulu, grâce à leur immense volume, et enfin, comme conséquence de l'éloignement des conducteurs extérieurs, peuvent être utilisés avec des courants à très haute tension sans risque de voir l'étincelle jaillir extérieurement, même si la surraréfaction augmente la résistance intérieure.

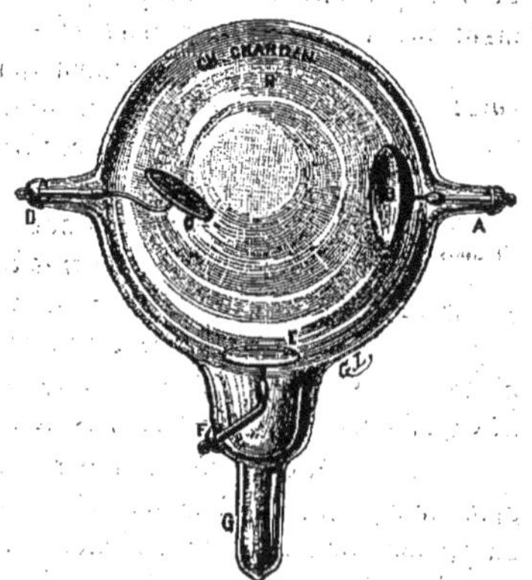

Fig. 122. — Ampoule Chardin.

L'ampoule de M. Ch. Chardin, représentée par la figure 122, est à peu près identique;

sa cathode B concentre les rayons cathodiques qu'elle émet sur l'anticathode C qui devient le centre d'émission des rayons X, sert en même temps d'anode et est constituée par une lame de platine inclinée ; l'électrode E sert d'anode supplémentaire et semble renforcer la puissance de l'ampoule ; elle peut également servir dans certaines expériences, comme, par exemple, pour vérifier le fait déjà cité de l'influence de l'électrisation ou de la non-électrisation de l'anticathode sur la production des rayons X.

Des nombreuses ampoules que nous venons de décrire, presque toutes sont abandonnées et tous les constructeurs ont été amenés par la force des choses à adopter le même type présentant des avantages considérables sur tous les autres ; leurs appareils diffèrent naturellement légèrement par la forme de l'ampoule, la grandeur et la disposition des électrodes, mais les détails seuls varient et le principe reste identiquement le même ; ce type de tube radiographique presque uniquement utilisé aujourd'hui est celui créé dès le début de la radiographie par M. Seguy avec son ampoule bi-anodique (fig. 110), ensuite par M. Silvanus Thompson avec son tube focus (fig. 87) et repris plus tard par M. Colardeau, qui, pour augmenter la netteté, diminua simplement dans son ampoule (fig. 117) la dimension des électrodes.

Ce modèle, qui s'est imposé par sa supériorité, présente, en effet, de nombreux avantages : la netteté qu'il donne est très grande, par suite de la petite dimension de la surface d'émission des rayons X qui se réduit presque à un point, la métallisation des parois est beaucoup retardée et enfin la puissance à égalité de courant est plus grande, soit à cause de la moindre métallisation, soit par suite de la formation des rayons sur une anticathode positivement électrisée, soit encore comme conséquence de la concentration des rayons cathodiques sur une petite surface, soit enfin pour ces trois causes réunies ; de plus, le platine étant beaucoup moins fusible que le verre, il est possible d'employer des courants plus puissants sans amener la fusion de l'anticathode et, par suite, la destruction de l'ampoule ; la puissance d'une ampoule n'est, en effet, limitée que par l'échauffement rapide de l'anticathode, ce qui oblige, pour éviter sa fusion, d'employer des courants moins intenses, de diminuer le nombre des interruptions du trembleur de la bobine et par suite le nombre des décharges électriques, ou d'interrompre fréquemment les opérations.

Cet échauffement constitue donc un inconvénient des plus grands, auquel nous avons essayé de remédier en refroidissant constamment l'anticathode ; nous proposons pour cela la disposition suivante, qui présente la plus grande simplicité : il suffit, en effet, de former l'anticathode d'un petit tube ou réservoir creux dans lequel on fait constamment circuler un rapide courant d'eau froide.

Les dispositifs que l'on peut adopter pour arriver à ce résultat sont évidemment variés à l'infini ; aussi nous contenterons-nous de citer les deux suivants, représentés par nos figures 123 et 124. Dans l'ampoule de la figure 123, la cathode C, placée dans une tubulure latérale pour éviter le rayonnement de sa face postérieure, concentre les rayons cathodiques qu'elle émet sur l'anticathode A qui sert également d'anode et est constituée par un petit tube de platine légèrement renflé et aplati en cet endroit ; ce tube se prolonge au dehors de l'ampoule et traverse en E et S deux tubulures disposées à angle droit ; l'épaisseur du tube est suffisante pour rendre impossible toute infiltration de gaz ou de vapeurs extérieurs et les endroits où il traverse les parois de l'ampoule sont rendus parfaitement étanches par une soudure du verre complétée par un mastiquage extérieur ; les deux extrémités du tube de platine reçoivent deux tubes de caoutchouc, dont l'un sert à l'arrivée et l'autre au départ d'un énergique courant d'eau ; il est préférable que, quelle que soit la position de l'ampoule, l'eau froide arrive par la tubulure se trouvant dans la position la plus basse pour permettre à l'eau chauffée plus légère de s'écouler par la tubulure supérieure; le courant d'eau doit être réglé suivant l'importance de la décharge électrique, de façon à éviter tout échauffement anormal de l'anticathode, échauffement que l'on peut approximativement évaluer par la température de l'eau chaude sortant de l'appareil. L'échauffement de l'anticathode étant ainsi empêché, on peut employer des courants électriques très intenses, qui produisent un rayonnement d'une extrême puissance; on peut encore, pour accroître cette puissance, employer des cathodes concaves de grandes dimensions, analogues à celle du tube de Crookes de la figure 20, ou mieux plusieurs cathodes de plus petites dimensions, situées dans des tubulures séparées, alimentées par des bobines différentes et concentrant leur rayonnement sur le même point de l'anticathode.

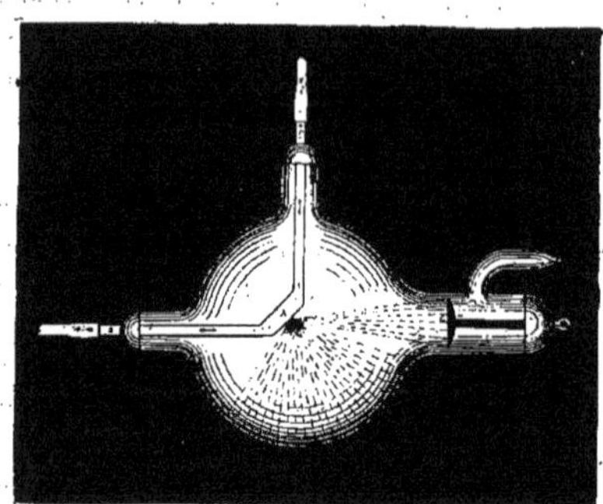

Fig. 123. — Ampoule Breton à anticathode refroidie par un courant d'eau froide.

Pour permettre l'emploi d'un assez grand nombre de cathodes, la disposition de la figure 124 est plus commode; les cathodes sont placées dans une série de tubulures disposées sur un même cercle et pouvant être en nombre quelconque; notre gravure ne représente que deux de ces cathodes C, C', qui concentrent leur rayonnement en un même point A de l'anticathode qui devient le point d'émission des rayons X; cette anticathode, qui constitue en même temps l'anode, est formée par la partie inférieure d'un tube métallique suffisamment épais pour empêcher toute infiltration de gaz ou de vapeurs et convenablement mastiqué dans la tubulure supérieure de l'ampoule; un second tube intérieur et concentrique au premier amène le courant d'eau froide destiné au refroidissement continu de la paroi anticathodique; l'eau chaude remonte dans le premier tube, comme l'indiquent les flèches, et s'échappe par la tubulure latérale S.

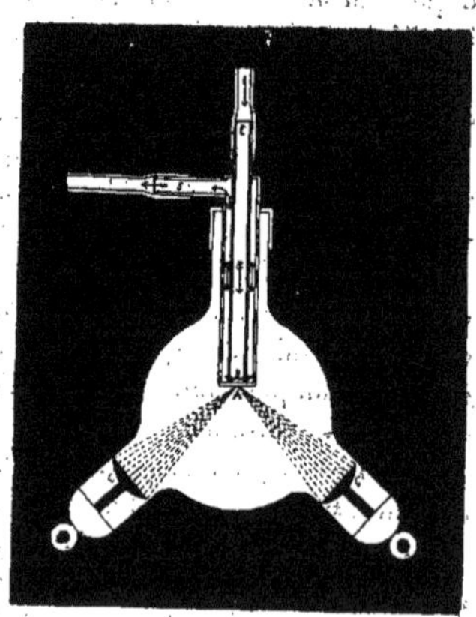

Fig. 124. — Ampoule Breton à anticathode refroidie par un courant d'eau froide.

En multipliant le nombre des appareils producteurs des courants électriques à haute tension et le nombre de cathodes concentrant leur rayonnement en un même point de l'anticathode suffisamment refroidi, on peut espérer obtenir une énorme production de rayons X donnant des effets encore inconnus et procurant une puissance d'investigation considérable. En plus des résultats scientifiques incalculables, cette puissance permettrait des exhibitions publiques d'un nouveau genre où chacun pourrait aller contempler, en passant entre un puissant foyer de rayons X et un écran fluorescent, l'ombre portée par son propre squelette; voir ainsi l'aspect que l'on présenterait transformé en squelette et placé dans une vitrine de musée serait, en effet, peu ordinaire et aurait semblé matériellement impossible il y a à peine une année; aussi, peut-on prédire un grand succès à l'ingénieux Barnum qui exploiterait ainsi les nouvelles radiations.

En plus de l'augmentation illimitée de puissance, nos tubes à circulation d'eau pourront servir à des recherches scientifiques très intéressantes et d'une grande portée, entre autres la détermination exacte de la chaleur produite par le rayonnement cathodique; il suffirait pour cela de déterminer d'une façon précise la quantité d'eau passant dans l'appareil pendant un temps donné, ainsi que sa température d'entrée et de sortie.

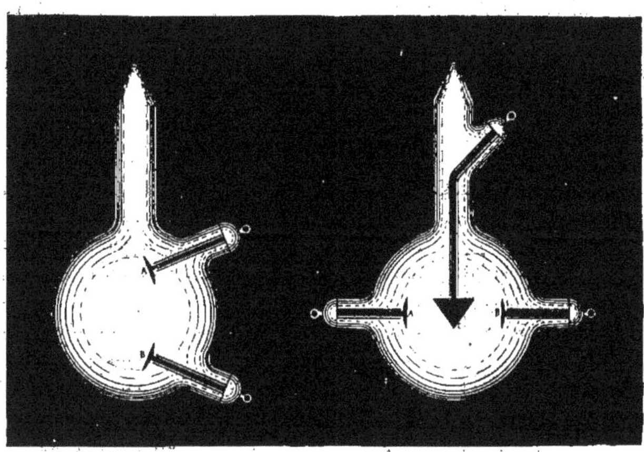

Fig. 125. — Ampoule Breton pour courants alternatifs simples.

Nous terminerons cet exposé par nos ampoules spéciales pour l'emploi des courants alternatifs simples, diphasés et triphasés; les ampoules utilisées avec ces courants doivent évidemment être différentes, puisque leurs électrodes deviennent tour à tour anode et cathode et que, pour éviter les pertes, ces ano-cathodes doivent envoyer leur rayonnement dans la même direction et additionner leur action; ces ampoules peuvent d'ailleurs être, comme celles à courants continus, à action directe ou indirecte.

MM. Walter Kœnig ainsi que MM. Benoît et Hurmuzescu avaient déjà proposé l'emploi d'ampoules de ce genre pour l'usage des courants alternatifs de haute fréquence; ces ampoules sont d'ailleurs absolument semblables comme principe à celles que nous allons décrire et que nous proposons pour l'usage des courants alternatifs simples.

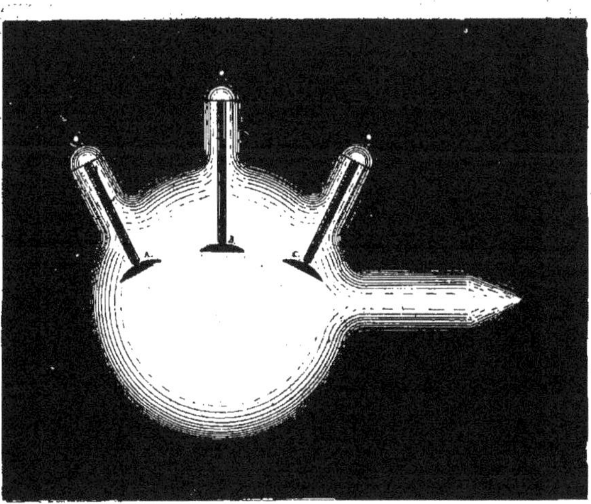

Fig. 126. — Ampoule Breton pour courants triphasés; action directe.

La figure 125 montre nos ampoules pour courants alternatifs simples; celle de gauche est à action directe et l'on peut facilement voir que les deux ano-cathodes sont disposées de la même manière et envoient leur rayonnement sur une même anticathode; en prenant l'une des électrodes comme anode et l'autre comme cathode, on peut évidemment employer cette ampoule avec le courant d'une bobine de Ruhmkorff. Celle de droite est, au contraire, à action indirecte, les deux ano-cathodes A, B viennent concentrer leurs rayons sur deux côtés d'un prisme triangulaire qui dirige son rayonnement total vers le même côté; en prenant C comme anode et A et B séparément ou simultanément comme cathodes, l'ampoule peut être évidemment utilisée avec des courants de même sens; en revanche, les ampoules nos 5, 7, 15, 25 et 27 de notre tableau peuvent être utilisées avec les courants alternatifs en laissant l'anode inerte et reliant les deux cathodes aux deux pôles du courant alternatif.

La figure 126 représente l'ampoule à action directe pour l'usage des courants triphasés. C'est également celle qui est figurée dans le dispositif de la figure 82; ici encore, les trois ano-cathodes émettent leur rayonnement dans la même direction; pour obtenir le maximum de netteté, il serait désirable que les foyers des trois électrodes en forme de miroir concave viennent coïncider sur le même point de la paroi; mais cela produirait un échauffement dangereux de la paroi anticathodique et l'on risquerait de fondre le verre et d'amener la rapide destruction de l'appareil; aussi est-il préférable de sacrifier un peu de netteté et de répartir le point d'émission des rayons X sur une surface supérieure.

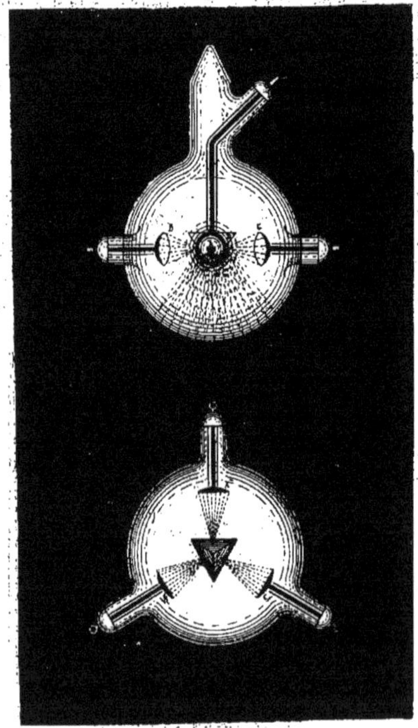

Fig. 127. — Ampoule Breton pour courants triphasés; action indirecte.

L'ampoule à action indirecte pour les courants triphasés est représentée par notre figure 127; les trois ano-cathodes, en forme de miroir sphérique concave, viennent concentrer leurs rayons cathodiques sur une petite pyramide de platine qui dirige son rayonnement vers le bas et concentre les trois actions dans la même direction. Ici, comme dans les autres ampoules à action indirecte pour les rayons alternatifs, l'anticathode est neutre et non électrisée; cela, comme nous l'avons vu plus haut, est une cause de moindre production de rayons X; on pourrait y remédier, si l'on ne craignait pas de compliquer l'installation d'un dispositif non indispensable, en reliant la pièce métallique anticathodique à une source d'électricité positive à haut potentiel, fournie, par exemple, par une machine statique.

Nous avons déjà dit dans le chapitre précédent et tenons à faire remarquer à nouveau que l'emploi des courants alternatifs triphasés procure une source d'émission de rayons X d'une régularité parfaite; cette propriété, secondaire en radiographie, est d'une importance capitale en fluoroscopie et permet d'obtenir des ombres fluorescentes d'une fixité complète et absolument privées de ce scintillement si désagréable et si fatigant que donne la bobine de Ruhmkorff. L'utilisation de la machine statique ou des courants à haute fréquence procure également, il est vrai, une fixité parfaite ; on peut même obtenir cette fixité avec une bobine de Ruhmkorff en augmentant suffisamment le nombre des vibrations du trembleur de la bobine et par suite des interruptions du courant ; mais on a vu que cette augmentation diminuerait l'intensité totale du rayonnement.

La figure 128 représente, enfin, les ampoules à action directe et indirecte disposées pour l'utilisation des courants diphasés canalisés à quatre fils ; la disposition est la même que précédemment, avec cette seule différence qu'il existe quatre au lieu de trois ano-cathodes ; sur cette figure, les ano-cathodes sont placées dans des tubulures latérales qu'elles obstruent presque entièrement, au lieu de se trouver dans la partie renflée de l'ampoule. Ce dispositif, qui pourrait naturellement être avantageusement utilisé dans les appareils précédents, a le grand avantage d'empêcher presque totalement l'émission des rayons cathodiques sur la paroi postérieure des cathodes, comme l'ont démontré M. Golstein et M. Colardeau ; on évite ainsi une perte inutile et la formation de foyers d'émission secondaires et nuisibles de rayons X.

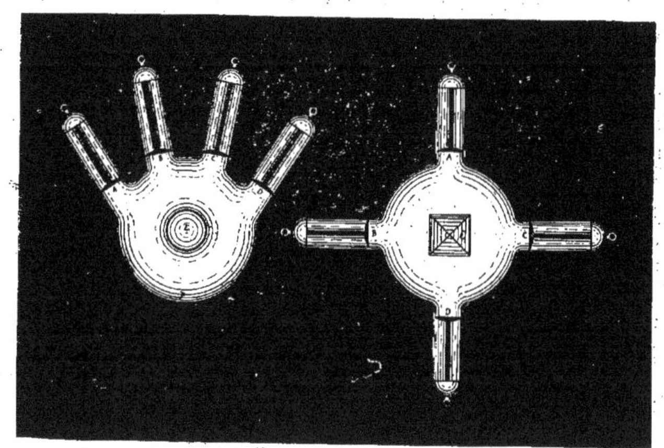

Fig. 128. — Ampoule Breton pour courants diphasés.

Si l'on désirait obtenir des épreuves d'une grande netteté, il serait infiniment préférable de concentrer en un même point d'une lame de platine ou d'une autre matière inclinée à environ 45° les foyers des deux, trois ou quatre ano-cathodes, de manière à ne former qu'un seul foyer d'émission des rayons et à atténuer les pénombres que pourraient produire plusieurs foyers, aussi rapprochés fussent-ils ; mais, dans ce cas, il est bien évident qu'on devra diminuer l'intensité du courant, de manière à ne point porter le point de concentration commun à une température dangereuse ; la puissance sera donc diminuée et le temps de pose nécessaire augmenté. Ici, comme pour presque toutes les ampoules, on se trouve donc en face de deux qualités, rapidité et netteté, qui demandent des conditions de marche différentes et qu'il est bien difficile de satisfaire toutes les deux en même temps ; suivant que l'on tiendra davantage à l'une, il faudra sacrifier en partie l'autre à sa réalisation.

Toutefois ces difficultés disparaissent complètement par l'emploi de notre système de refroidissement de l'anticathode par un courant d'eau froide, et, en utilisant les dispositions indiquées plus haut, on pourra obtenir une ampoule parfaite, présentant une surface anticathodique de très petites dimensions constamment refroidie par un énergique courant d'eau froide et pouvant recevoir sans échauffement la concentration du rayonnement de toutes les ano-cathodes; on pourra ainsi augmenter l'intensité du rayonnement d'une façon illimitée sans rien sacrifier de la netteté.

*
* *

Nous venons de donner une rapide description des principaux modèles d'ampoules construites jusqu'à la fin de l'année 1896, mais nous sommes bien loin de les avoir toutes citées et il est facile de voir, d'après ces descriptions mêmes, combien peut varier à l'infini ce genre d'appareil suivant les effets à obtenir et les dispositions employées; d'ailleurs, comme nous l'avons déjà indiqué, on tend de plus en plus à se rapprocher d'une forme unique, qui, jusqu'à présent, donne les meilleurs résultats et est admise par presque tous les opérateurs : c'est le genre focus, dont nos figures 87, 110, 117, 118 et 122 donnent des modèles ne différant que par de petits détails de forme ou de construction; le seul inconvénient de ce système d'ampoule réside dans le rapide échauffement de l'anticathode et l'on a vu plus haut comment on peut y remédier par notre disposition de réfrigération par courant d'eau froide.

Il faut d'ailleurs approprier le genre d'appareil employé au genre de travail qu'on se propose d'effectuer et appliquer telle ou telle ampoule suivant que l'on désire obtenir une grande netteté ou une grande vitesse, traverser une substance épaisse et opaque ou légère et transparente, radiographier une grande ou une petite surface, etc. En fluoroscopie, on cherchera avant tout à posséder une grande puissance de rayonnement, pour obtenir des ombres bien visibles et intenses; en radiographie, au contraire, on préférera ordinairement prolonger légèrement la pose et obtenir une netteté parfaite; pour les applications thérapeutiques, si toutefois elles se développent, la netteté des ombres n'aura plus aucune valeur et la puissance d'action de l'ampoule sera peut-être la seule qualité requise.

CHAPITRE SIXIÈME

LES APPAREILS A FAIRE LE VIDE. — La qualité du vide des ampoules radiographiques joue un rôle trop important dans la production des rayons X pour que nous puissions passer entièrement sous silence dans cette partie de notre ouvrage les appareils utilisés pour effectuer ce vide.

Pour arriver à la raréfaction voulue, nécessaire à la formation maximum des nouvelles radiations, il est indispensable d'employer une trompe à mercure, dont la figure 129 représente le modèle Alvergniat-Chabaud que nous décrirons plus loin; mais, cet appareil n'opérant le vide qu'avec une extrême lenteur, il est préférable et beaucoup plus commode de commencer par enlever la plus grande partie de l'air contenu dans l'ampoule à vider au moyen d'une machine pneumatique quelconque, d'une pompe à mercure ou d'une trompe à eau.

Nous dirons peu de chose des machines pneumatiques, connues de tout le monde et décrites dans tous les traités les plus élémentaires de physique; nous rappellerons donc simplement en peu de mots les modèles les plus usuels.

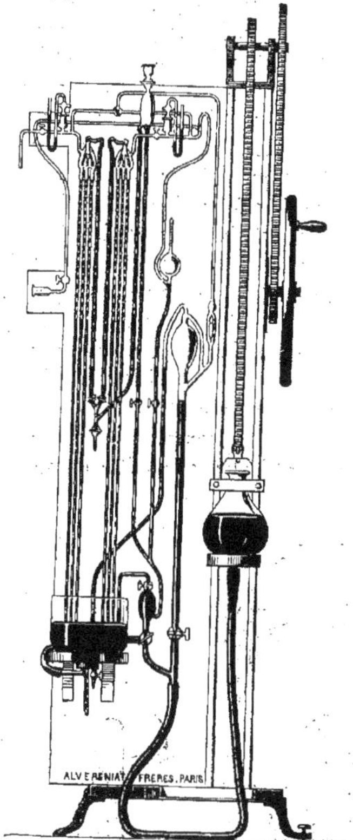

Fig. 129. — Pompe-trompe à mercure Alvergniat-Chabaud.

La figure 130 représente le modèle classique, construit par MM. Ducretet et Lejeune, et essentiellement composé de deux corps de pompe en cristal dans lesquels se meuvent deux pistons de cuir huilé P, P', actionnés en sens inverse par une manivelle M et un pignon denté engrenant leur tige à crémaillère; une double paire de soupapes permet l'aspiration de l'air lors de l'élévation des pistons et son expulsion dans l'atmosphère au moment de leur descente; le récipient à vider se place sur la platine V ou sur l'ajutage à vis N et communique aux corps de pompe par un conduit intérieur au bâti R pouvant être fermé par le robinet S; un manomètre ED, muni d'un robinet T, peut être à volonté branché sur cette conduite et indiquer le degré du vide; enfin, un robinet à plusieurs voies Q, appelé robinet de Babinet, permet de changer la disposition de l'appareil lorsqu'on a atteint la limite maximum du vide correspondant à la première disposition; ce changement, qui consiste simplement à grouper en tension les corps de pompe anciennement groupés en quantité et qui, employé dès le début, diminuerait de moitié la rapidité d'épuisement, permet de pousser beaucoup plus loin la limite du vide primitivement atteinte.

La machine représentée par la figure 131 est un modèle simplifié de M. Radiguet, ne possédant qu'un seul corps de pompe à simple effet.

Pour opérer rapidement le vide dans des récipients de grand volume, les machines de Deleuil et de Bianchi mues par des volants à manivelles sont beaucoup plus pratiques; la machine de Deleuil est caractérisée par son long piston cannelé en métal, d'environ un cinquantième de millimètre plus petit que le diamètre intérieur de son corps de pompe, dans lequel il se meut sans frottement et sans addition d'huile, la difficulté que rencontrent les gaz à circuler dans des conduits capillaires munis de

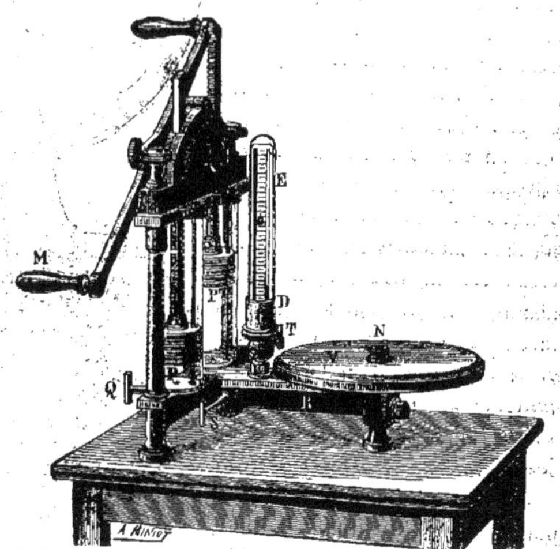

Fig. 130. — Machine pneumatique, modèle de MM. Ducretet et Lejeune.

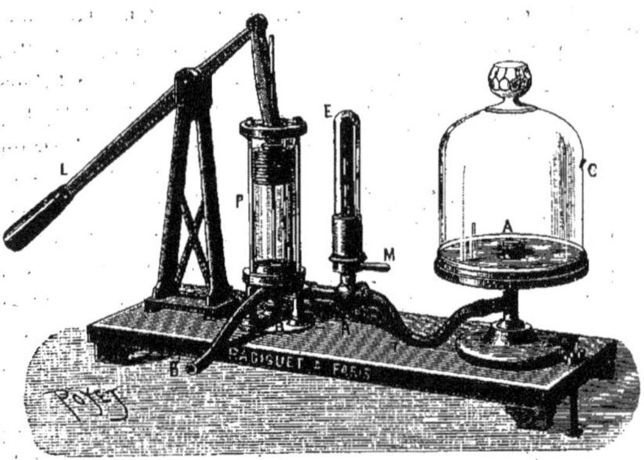

Fig. 131. — Machine pneumatique simplifiée de M. Radiguet.

dilatations et d'étranglements permettant d'obtenir rapidement, malgré le peu d'étanchéité absolue du piston, des vides de 2 à 3 millimètres de mercure; la machine de Bianchi (fig. 132) possède un cylindre oscillant à double effet et de grande dimension, dont les deux parties, supérieure et inférieure au piston, peuvent être groupées en quantité pour enlever rapidement la plus grande partie de l'air et en tension pour réaliser l'épuisement de Babinet.

La trompe à eau est simplement constituée par deux ajutages tronc-coniques placés en regard à une très faible distance l'un de l'autre et son fonctionnement est identique à celui de l'injecteur Giffard, très employé pour l'alimentation des chaudières à vapeur; l'eau sous pression arrive par l'un des ajutages et se précipite dans l'autre un peu évasé en entraînant avec elle une certaine quantité d'air aspiré par le petit espace intermédiaire; cet appareil peut être construit tout en verre, tout en métal ou avec ajutages en verre et enveloppe en métal, comme l'indique la figure 133 représentant une trompe double à eau Alvergniat-Chabaud ; dans ce dernier appareil, les ajutages tronc-coniques sont en verre et visibles par une petite fenêtre vitrée, pratiquée dans les parois de la monture métallique; un système de tuyaux et robinets permet de faire fonctionner les deux trompes ensemble ou séparément. Les trompes à eau sont des instruments très pratiques, qui permettent d'obtenir rapide-

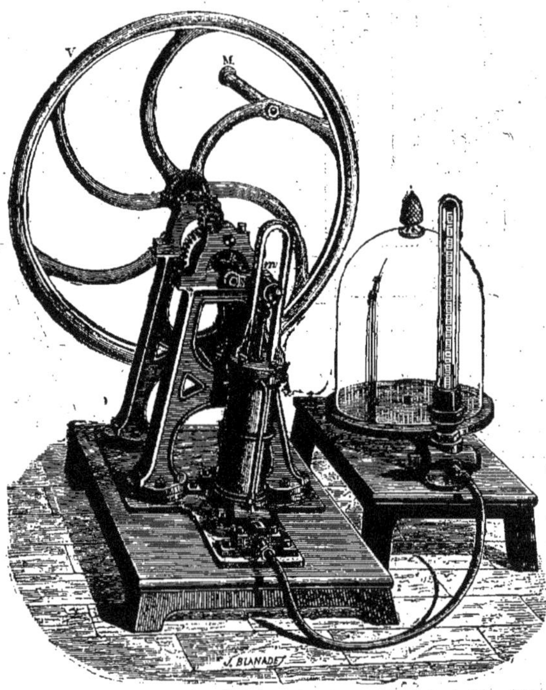

Fig. 132. — Machine pneumatique Bianchi.

ment et sans surveillance un certain vide, qui, bien entendu, ne peut pas dépasser le vide correspondant à la tension de la vapeur d'eau à la température à laquelle on opère ; il est prudent avec ces appareils d'intercaler un récipient supplémentaire entre la trompe et le vase à vider, pour empêcher ce dernier d'être inondé par des retours d'eau qui se produisent parfois, provoqués par des variations de la pression de l'eau dans la canalisation.

Avec les différents appareils que nous venons de décrire, on ne peut guère pousser le vide au delà d'un à un demi-millimètre de mercure au maximum ; et il est nécessaire, pour accentuer la raréfaction, d'employer la pompe à mercure, qui consiste en principe en un récipient dans lequel on peut reproduire continuellement et commodément le vide barométrique.

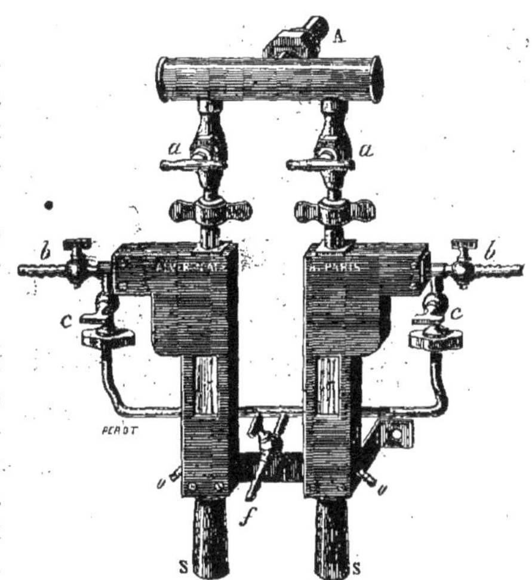

Fig. 133. — Trompe double à eau Alvergniat-Chabaud.

La pompe à mercure Alvergniat-Chabaud (fig. 134) se compose d'un tube barométrique terminé à sa partie supérieure par une grande chambre A et relié par un tube de caoutchouc *i* à un réservoir B pouvant se déplacer le long d'une glissière verticale ; une chaîne de Galle passant sur une poulie dentée, munie d'un contrepoids et actionnée par la manivelle C à l'aide d'un système d'engrenages, permet d'obtenir commodément le déplacement du réservoir B ; la chambre A est surmontée d'un robinet à trois voies D lui permettant de communiquer tour à tour avec le récipient à vider par le robinet G et avec l'atmosphère par le robinet E et l'ouverture à entonnoir R ; en H, se trouve un réservoir contenant de l'acide sulfurique concentré, servant d'appareil à dessécher et recevant un petit baromètre tronqué M, indiquant le degré du vide.

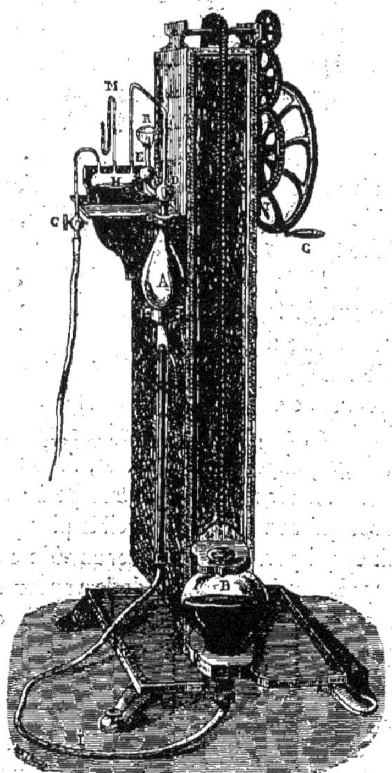

Fig. 134. — Pompe à mercure Alvergniat-Chabaud.

Pour opérer, on remplit le réservoir B de mercure bien sec, puis on l'élève à la partie supérieure de l'appareil de façon à remplir de mercure le réservoir A, l'air qu'il contient s'échappant par la tubulure E et les quelques gouttes de mercure qui s'en échappent également étant recueillies par l'entonnoir R ; on ferme alors le robinet E et l'on abaisse le réservoir B jusqu'au bas du support, ce qui réalise un vide barométrique dans la chambre A ; on met alors cette chambre en communication avec le récipient à vider par le robinet à trois voies D; une partie de l'air de ce récipient pénètre par suite dans la chambre A; on chasse cet air comme on a chassé celui contenu primitivement dans la même chambre et l'on recommence ainsi de suite les mêmes opérations jusqu'à ce que le vide obtenu soit jugé suffisant ou ne puisse être dépassé.

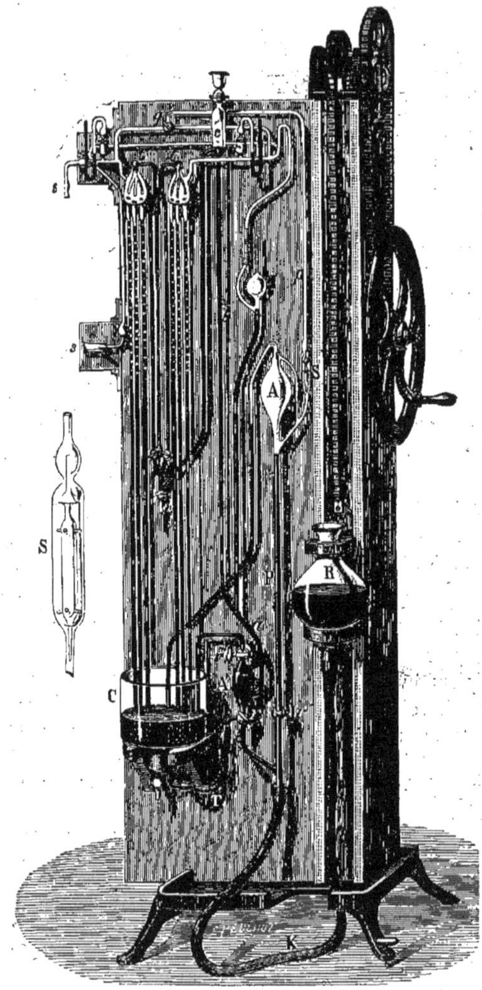

On comprend par cette description que le fonctionnement de la pompe à mercure soit très lent, puisqu'il faut, pour obtenir un résultat correspondant à celui réalisé par un simple coup de piston dans une pompe ordinaire, élever et abaisser le réservoir mobile et manœuvrer par deux fois les robinets D et E, et cela d'autant plus que l'élévation du réservoir B doit s'effectuer lentement pour éviter le choc violent du mercure dans le haut de la chambre A, choc qui pourrait briser l'appareil; aussi n'emploie-t-on la pompe à mercure que lorsqu'on désire effectuer un vide plus parfait que celui réalisé avec les machines pneumatiques ordinaires et, dans ce cas, commence-t-on fréquemment par enlever la plus grande partie du gaz à extraire à l'aide d'une pompe à piston solide, ou d'une trompe à eau.

Fig. 135. — Pompe-trompe à mercure Alvergniat-Chabaud.

Malgré la perfection du fonctionnement de la pompe à mercure, on ne peut guère dépasser par son emploi un vide d'un cinquantième de millimètre de mercure, ce qui, comme nous l'avons vu plus haut, ne suffit pas pour les ampoules radiographiques; il faut donc, dans tous les cas, avoir recours à la trompe à mercure, qui constitue l'appareil le plus parfait et qui permet de réaliser un vide correspondant à la tension de la vapeur de mercure à la température à laquelle on opère.

La figure 135 représente la pompe-trompe de MM. Alvergniat-Chabaud, qui réunit dans le même appareil la pompe à mercure pour commencer le vide et la trompe pour le parfaire. La pompe à mercure, placée sur la droite de la figure, est semblable à celle que nous venons de décrire, à part quelques légères modifications qui évitent la manœuvre des robinets de verre; en abaissant le réservoir R, on provoque un vide barométrique dans la chambre A, vide en partie comblé par le gaz venant du récipient à vider par le tube *sqp*; en relevant le réservoir R, le mercure vient d'abord obturer la communication du récipient et de la chambre A, puis expulse les gaz contenus dans cette chambre par un tube plongeant dans le mercure de la cuvette C; la soupape de verre S, représentée à part, est destinée à empêcher l'ascension du mercure dans le tube *p*; on voit donc qu'il suffit pour faire fonctionner la pompe d'élever et d'abaisser successivement le réservoir B sans opérer la manœuvre d'aucun robinet.

Lorsqu'on a atteint le vide maximum dont est susceptible la pompe, on ferme le robinet *r'* et l'on continue le vide par la trompe à mercure. Celle-ci, qui occupe la partie gauche de l'appareil, se compose essentiellement de deux séries de trois tubes venant déboucher dans deux petites ampoules supérieures et recevant le mercure tombant goutte à goutte de deux petits ajutages triples *t*, *t'*, ce qui provoque la succion de l'air restant dans le récipient à vider; ces deux trompes triples peuvent fonctionner séparément sur deux récipients reliés à l'appareil par les tubulures *s*, *s*, ou additionner leur action sur un seul récipient; pour amener aux ajutages supérieurs le mercure nécessaire au fonctionnement des chutes, on tourne le robinet à trois voies *r*, de manière à mettre le tube *abcd*, en communication avec le réservoir R par le tube K et l'on élève ce réservoir au niveau voulu pour obtenir une vitesse convenable dans l'écoulement du mercure; les bulles de gaz entraînées entre les gouttes de mercure forment des chapelets le long des tubes verticaux et s'échappent dans la cuvette C; l'ampoule A' est destinée à retenir les petites bulles d'air provenant du tube de caoutchouc K et qui peuvent être expulsées par le robinet *r''*; lorsque le réservoir R est vide, on le redescend et l'on y fait passer le mercure tombé dans la cuvette C, en tournant convenablement le robinet à trois voies *r*.

L'appareil est muni de la jauge de Mac-Leod, qui sert à apprécier le degré de la raréfaction dans les grands vides, pour lesquels le baromètre tronqué ne peut plus donner aucune indication utile; cet appareil est constitué par une ampoule *j*, terminée à sa partie supérieure par une petite éprouvette de faible diamètre graduée ainsi que la partie du tube qui lui est parallèle et qui met l'ampoule en communication avec le récipient dans lequel on a effectué le vide qu'il s'agit d'évaluer; l'ampoule *j* contenant le gaz raréfié à la même pression que dans le récipient, on ferme le robinet à trois voies *q* et on lève le réservoir R de manière à réduire, par le refoulement du mercure, le volume du gaz raréfié contenu dans la jauge; d'après le volume que prend ce résidu gazeux sous une pression connue, on peut facilement déduire sa pression primitive dans le récipient; si, par exemple, ce résidu gazeux occupe finalement sous la pression atmosphérique un volume égal au millième du volume primitivement occupé à la pression obtenue dans le récipient, on peut conclure que cette pression correspond à un millième d'atmosphère, en supposant toutefois que la loi de Mariotte soit encore applicable à ce degré de raréfaction.

Comme l'épuisement à l'aide des trompes à mercure est ordinairement très long, il est désagréable de devoir exercer une surveillance continue pour remonter le mercure au fur et à mesure de son écoulement; c'est pour parer à cet inconvénient et permettre à l'appareil de fonctionner sans surveillance pendant une longue période de temps, par exemple toute une nuit, que M. Verneuil a imaginé le dispositif suivant, construit par M. Chabaud. Ce dispositif, représenté par notre figure 136, consiste en un tube de verre d'environ 80 centimètres de long, surmonté d'une ampoule B reliée latéralement à un tube M de petit diamètre, qui longe le bâti de la machine et vient aboutir à la cuve à mercure inférieure C à quelques millimètres au-dessous du tube de trop-plein; la partie inférieure du tube M est taillée en biseau et possède, à quelques centimètres au-dessus de son extrémité, une petite ouverture pouvant être plus ou moins obturée par un manchon de caoutchouc; l'extrémité supérieure du tube B étant reliée à une trompe à eau en fonctionnement, lorsque le niveau du mercure dans la cuvette C arrive en contact avec l'extrémité inférieure du tube M, des bulles de mercure sont aspirées et poussées par une longue bulle d'air passant par le trou dont l'ouverture est réglée par le manchon de caoutchouc dont il vient d'être parlé; ces bulles de mercure peuvent ainsi atteindre l'ampoule supérieure B, d'où elles retombent dans le réservoir A pour retourner actionner les chutes; si l'appareil est bien réglé, le mercure est remonté au fur et à mesure de sa chute et procure une marche continue ne nécessitant aucune surveillance.

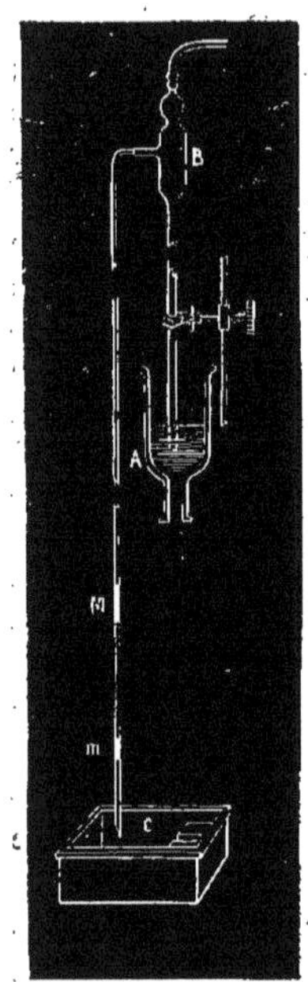

Fig. 136. — Dispositif de Verneuil pour le remontage automatique du mercure dans les trompes.

La grande vogue qu'ont rencontrée pendant l'année 1896 les nombreuses expériences de radiographie réalisées sur les tubes vides d'air devait nécessairement provoquer des perfectionnements dans les appareils à faire le vide. C'est ainsi que M. Seguy fut amené à créer la nouvelle trompe pneumatique à mercure que nous allons décrire et qui lui a donné de très bons résultats.

Cette machine (fig. 137) permettra, à tous ceux qui s'intéressent aux expériences dans le vide, de pouvoir les répéter et procéder eux-mêmes à leurs essais, d'abord en très peu de temps, puis, ce qui n'est pas négligeable, avec les faibles crédits dont disposent nos professeurs, à très peu de frais.

Les avantages de cette trompe sont nombreux : elle permet de réaliser, à l'aide des huit ou dix chutes dont elle est composée, les vides les plus parfaits dans un espace de temps très court; deux heures suffisent pour une capacité d'un litre. Si l'on veut encore accélérer ces résultats, on pourra commencer par retirer, à l'aide d'une machine pneumatique, par une tubulure réservée à cet effet, l'air jusqu'à un millimètre de pression, puis on isole, d'une façon définitive, la pompe à vide et l'on continue par la fonction des huit chutes.

La distribution du mercure dans les tubes de chute s'opère par un canal central unique, percé d'autant de petits trous qu'il y a de tubes, ce qui permet la plus parfaite régularité dans le débit et la marche de cette trompe. Elle est montée d'une façon très pratique et très sommaire, permettant au plus ignorant de l'utiliser sans risque de casse, de rentrée d'air ou d'insuccès; elle est munie d'un appareil à acide phosphorique anhydre destiné à dessécher la machine et le récipient à vider.

Pour la mettre en fonction, il suffit, après avoir placé, soit par une soudure, soit par un lutage quelconque, la pièce à vider et avoir préalablement fermé tous les orifices, de remplir de mercure le flacon placé en haut sur la tablette.

Un des grands avantages de la trompe de M. Seguy est la garantie qu'elle offre contre les fuites, accidents bien connus de tous ceux qui s'occupent de ces questions de vide et qui mettent souvent leur patience longuement à contribution, leur faisant perdre un temps précieux à la recherche des causes souvent introuvables de ces terribles fuites; n'ayant pas de robinet et étant de toutes parts fermée à la lampe, cette machine écarte dans son emploi tous ces risques.

La rentrée d'air par la base des tubes de chute est rendue impossible, ces derniers étant enfermés et plongeant dans le mercure contenu dans un récipient à huit tubulures qui constitue un mode de fermeture parfait évitant la poussière et l'oxydation du mercure. Le vase dans lequel on reçoit le trop-plein de ce récipient doit être obturé d'un couvercle ne livrant passage qu'au bec de déversement, de manière à garder le mercure à l'abri des poussières.

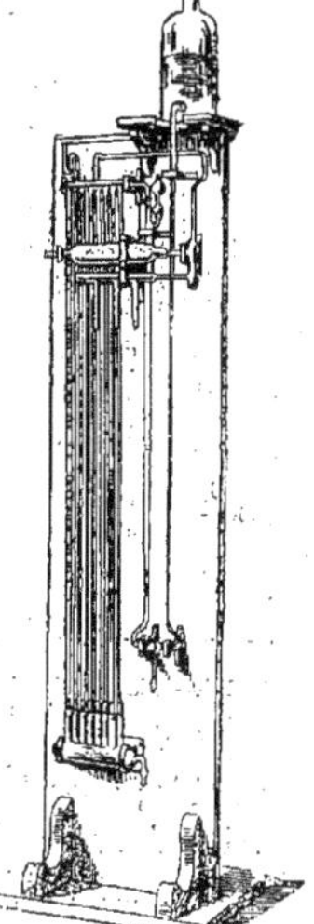

Fig. 137. — Pompe à mercure de M. G. Séguy.

Cet appareil peut rendre de grands services à tous les professeurs soucieux d'obtenir et de préparer des tubes spectraux de gaz purs; raréfiés avec cette machine, ils donnent les raies au spectroscope avec une grande netteté, n'ayant aucun des éléments gras, hydrocarbures et autres, que fournissent toujours les pompes ordinaires munies de robinets; celle-ci, n'ayant aucun robinet sur le circuit du vide, ne donne, en effet, aucune trace de ces vapeurs, ennemies si jurées des tubes à analyses spectrales, et offre ainsi le double intérêt d'une excessive pureté jointe à l'obtention d'un vide poussé loin et rapide.

Avec cette trompe, on peut obtenir des vides résistant au passage de la décharge d'une bobine d'induction donnant 17 centimètres d'étincelle, vides pouvant être évalués au millionième d'atmosphère.

Dans l'usage des trompes à mercure, il est nécessaire d'employer du mercure extrêmement propre et sec, et il est utile de dessécher soigneusement l'appareil par un courant d'air bien sec, de façon à éliminer toute trace de vapeur d'eau.

Pour relier l'ampoule à vider à la machine, il faut éviter tout joint en caoutchouc, et M. Chabaud indique, comme meilleur conducteur à employer, un tube de plomb de faible diamètre intérieur et de parois épaisses; voici d'ailleurs le moyen qu'il donne, et qui nous semble parfait et commode, pour faire cette liaison :

On prend un tube de plomb de diamètre tel qu'il entre à peu près sans frottement dans les tubulures à réunir de la trompe et du récipient; on enduit ses deux extrémités, préalablement chauffées, de mastic rouge de laboratoire et on les introduit, avec un léger mouvement de va-et-vient, dans les deux tubulures, également chauffées à une température suffisante pour que le mastic se ramollisse sans couler à leur contact; on laisse refroidir, puis on termine par un petit bourrelet de mastic chevauchant sur les deux tubes de verre et de plomb.

CHAPITRE SEPTIÈME

LES APPLICATIONS DES RAYONS X. — Les applications des rayons X peuvent évidemment être extrêmement nombreuses et chaque jour on en voit naître de nouvelles, aussi nous contenterons-nous de citer les principales et les plus originales.

Presque toutes ces applications dérivent de la radiographie ou de la fluoroscopie, c'est-à-dire de la curieuse propriété des rayons X de traverser les corps opaques et de venir impressionner au travers de ces corps des plaques sensibles ou des écrans luminiscents.

Veut-on, pour une raison ou une autre, connaître le contenu d'une boîte ou d'un objet fermé sans l'ouvrir, les rayons X se chargent de l'indiscrétion. Ils traversent les parties opaques pour nos yeux, mais transparentes pour eux, et portent sur un écran ou une plaque sensible l'ombre des parties qui leur sont opaques.

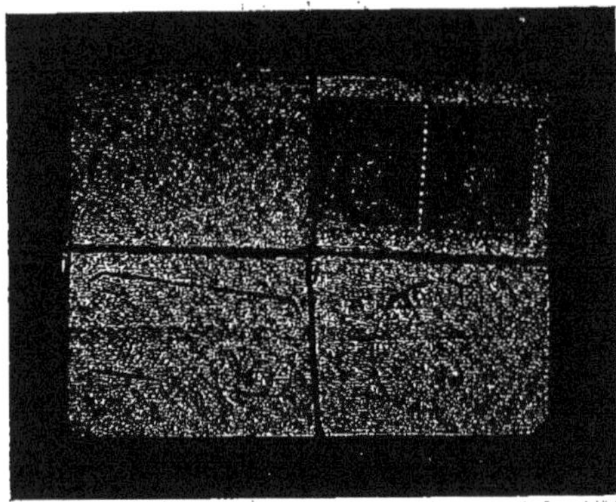

Fig. 138. — Photographie de la boîte en bois dont la radiographie ci-dessous (fig. 139) indique le contenu. Épreuve de M. A. Londe.

La figure 138 reproduit une épreuve photographique, obtenue par M. Londe, d'une de ces petites boîtes de bois destinées à contenir les objets précieux confiés et recommandés à l'Administration des Postes et qui, pour satisfaire les règlements, doivent être si bien fermées et cachetées suivant les règles; avant l'apparition des rayons X, il eût été bien difficile d'en déterminer le contenu sans couper les ficelles et rompre les cachets, le regard le plus perçant y eût trouvé un obstacle insurmontable; avec les rayons X, rien n'est plus facile, comme le démontre la radiographie de M. Londe, reproduite par la figure 139 : le couvercle et le fond de la boîte ainsi que le papier enveloppant l'objet ont totalement disparu et, seuls, les côtés vus en bout sur une grande épaisseur ont porté une légère ombre; l'ombre du bracelet, des clous d'assemblage de la boîte et des cachets de cire est, en revanche, bien marquée.

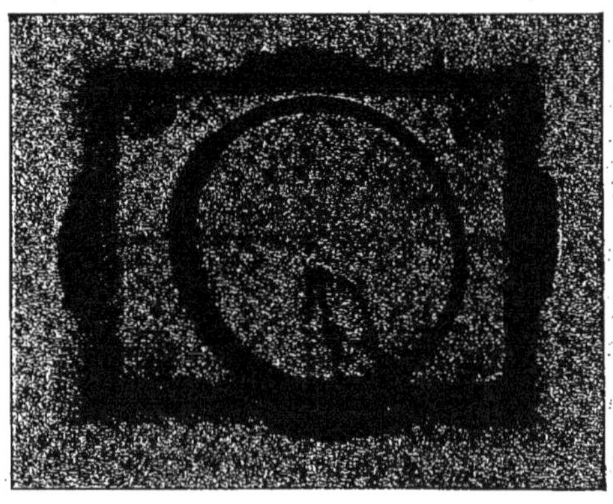

Fig. 139. — Radiographie d'une boîte en bois contenant un bracelet, obtenue par M. A. Londe.

C'est par ce même procédé que MM. Girard et Bordas proposent de rechercher la nature et la composition de certains engins explosifs.

Une application pouvant prendre une très grande importance est celle qui consiste à déterminer l'état de pureté de certains corps ou leur nature exacte par leur degré de transparence aux rayons X; on peut de cette manière déceler certaine fraude ou falsification.

M. F. Ranwez utilisa ainsi la radiographie aux recherches analytiques des matières végétales pour mettre en évidence certaines falsifications des plus fréquentes, principalement celles qui se font par l'addition de substances minérales; en effet, les matières organiques sont, en général, très transparentes aux rayons X, tandis que les substances d'origine minérale sont ordinairement opaques; on comprend donc facilement que l'addition d'une certaine quantité de ces dernières rende la substance falsifiée plus opaque et lui fasse porter sur l'écran fluorescent ou la plaque photographique des ombres plus accentuées. Cette méthode d'analyse présente de grands avantages : elle n'exige que de faibles quantités de matière, elle n'altère en aucune façon les échantillons et elle permet d'effectuer en très peu de temps un grand nombre d'essais ; de plus, le cliché obtenu constitue un document irréfutable, une pièce à conviction très démonstrative, d'une lecture facile même pour les personnes étrangères à toute opération analytique.

Un des essais effectués par M. Ranwez porta sur plusieurs échantillons de safrans falsifiés par du sulfate de baryum ; un échantillon de safran pur servant de témoin ne portait qu'une ombre à peine perceptible, tandis que les échantillons falsifiés se marquaient par des ombres très nettes, montrant les impuretés d'une façon indéniable.

Il est bien évident que cette nouvelle et intéressante méthode d'analyse peut servir pour de très nombreux corps et constitue un des emplois les plus remarquables des nouvelles radiations.

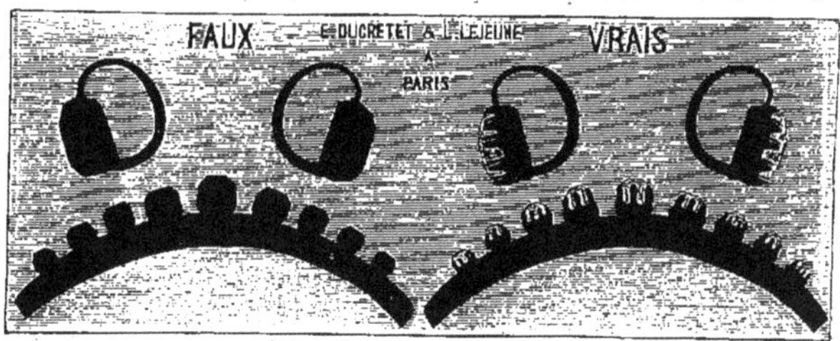

Fig. 140. — Radiographie de diamants vrais et faux. Épreuve de MM. Ducretet et Lejeune.

Les rayons X permettent à une personne n'ayant aucune connaissance en la matière de reconnaître instantanément les diamants vrais et les diamants faux, même s'ils sont isolés au milieu d'une parure renfermée dans une boîte ou un écrin : il suffit pour cela de projeter sur un écran fluorescent les ombres radiographiques de l'objet à examiner ; les diamants vrais, très transparents, ne portent qu'une ombre très légère, tandis que les faux, en cristal ou verre de composition quelconque, sont très opaques et donnent des ombres noires, ne se distinguant pas de celles portées par leur monture métallique ; notre figure 140, reproduisant une épreuve radiographique de MM. Ducretet et Lejeune, montre clairement ce résultat.

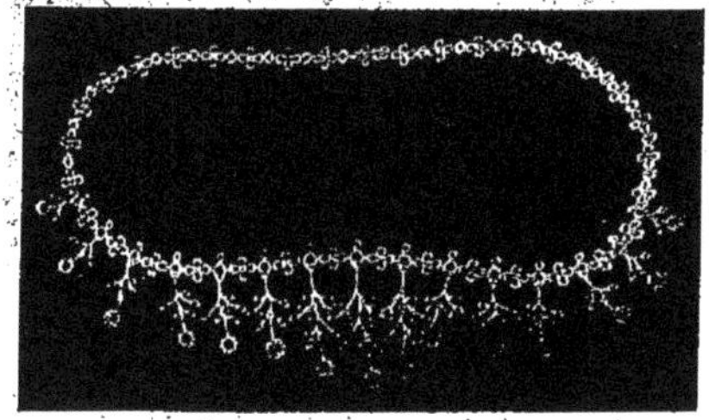

Fig. 141. — Radiographie d'une parure de diamants contenant trois diamants faux. Épreuve de M. G. Seguy.

La figure 141 est la reproduction phototypographique d'une épreuve radiographique obtenue par M. G. Seguy avec un collier de diamants contenant trois pierres fausses ; cette reproduction, étant faite d'après le cliché négatif, se détache sur fond noir et montre en blanc l'ombre des trois diamants faux qui, interceptant les rayons, les empêchèrent d'aller impressionner la plaque sensible.

MM. A. Buguet et A. Gasgard ont montré que cette méthode pouvait également s'appliquer pour l'alumine cristallisée qui, sous les noms de corindon, rubis, saphir, émeraude, topaze, œil-de-chat, constitue la plupart des pierres précieuses les plus recherchées après le diamant ; ces pierres, quoique moins transparentes aux rayons X que le diamant, le sont plus que leurs imitations en verrerie quelconque ; il en est de même du jais, de la turquoise (phosphate d'alumine) et de la mellite (mellate d'aluminium naturel); suivant les mêmes opérateurs, les petites perles fines peuvent également, par leur plus grande transparence, se distinguer de leurs imitations, mais la distinction devient plus difficile à faire pour les grosses perles.

On a proposé d'appliquer les rayons X au contrôle des canalisations électriques existantes et de constater, sans démonter les moulures ni dérouler l'isolant, si les soudures et les ligatures sont correctement faites; mais ceci nous paraît bien peu pratique dans la presque totalité des cas, par suite de l'impossibilité que l'on rencontrerait de porter sur un écran l'ombre d'une moulure appliquée contre un mur.

Une application nous paraissant beaucoup plus pratique et susceptible de rendre certains services est celle proposée par M. Martin et consistant à examiner les câbles électriques isolés, pour reconnaître si l'âme en cuivre est bien centrée et l'isolant uniformément réparti, en les faisant défiler entre une ampoule radiographique et un écran fluorescent sur lequel ils portent leur ombre épaisse pour le cuivre, légère au contraire pour l'isolant.

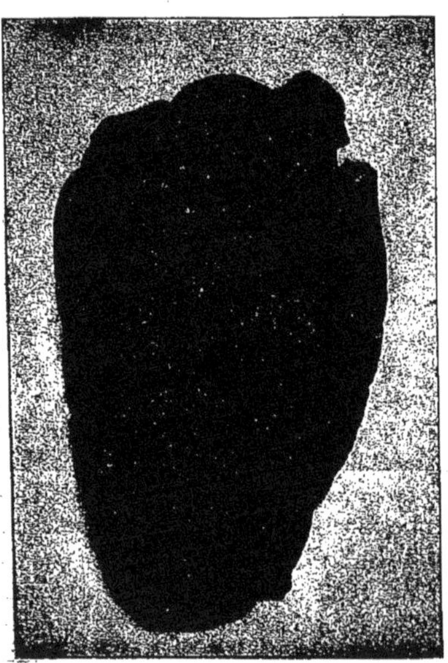

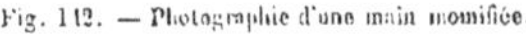

Fig. 112. — Photographie d'une main momifiée.

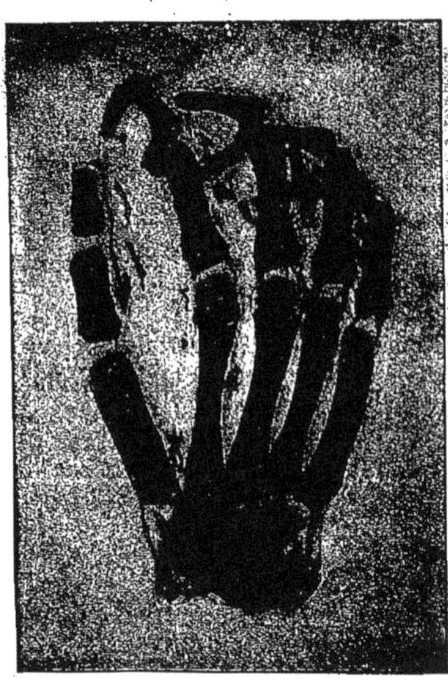

Fig. 113. — Radiographie d'une main momifiée.

Les rayons X peuvent encore servir à contrôler l'homogénéité de certains corps assez transparents et peu épais pour se laisser traverser par les radiations qui viennent déceler sur un écran, par des différences plus ou moins prononcées des ombres portées, les défauts intérieurs et invisibles.

M. Lemoine a appliqué la radiographie à la paléontologie et a pu obtenir des épreuves de pièces fossiles permettant l'observation de détails absolument invisibles par tout autre moyen.

La petite anecdote suivante montre combien peuvent être variées les applications des rayons X. Un collectionneur américain avait fait l'acquisition, chèrement payée, d'une main momifiée qu'on lui avait certifié, avec de nombreux documents à l'appui, avoir été trouvée à Thèbes en 1892 et être vieille de trois à quatre mille ans; plusieurs de ses amis émirent cependant des doutes très vexants sur la réalité de cette découverte archéologique et se moquèrent quelque peu de lui, assez naïf pour s'être laissé jouer par un peu consciencieux fabricant d'anciennetés et habile imitateur de momies; notre collectionneur eût recours aux nouveaux rayons, les prit pour arbitres et les chargea de déterminer qui, de lui ou de ses sceptiques adversaires, avait raison; une radiographie fut donc prise de cet antique débris humain, radiographie dont les résultats eussent fort étonné l'ancien propriétaire de cette main et qui montra, d'une façon indéniable, les os de ce membre; nos deux figures 142 et 143 montrent cette main de momie: la première donne photographiquement son aspect extérieur, qui permet de douter de son origine humaine; la seconde donne radiographiquement sa constitution intérieure, qui ne laisse aucun doute sur sa nature.

Une application du même genre des nouvelles radiations fut faite au Musée de Vienne où il existe une momie égyptienne, tellement bien enveloppée des bandelettes classiques, que sa nature restait douteuse; les uns prétendaient que c'était une momie humaine, tandis que les autres affirmaient que l'on se trouvait en présence d'un ibis momifié, le caractère sacré de cet oiseau expliquant le soin pris pour son embaumement; malgré la différence qui existe entre le corps d'un homme et celui d'un oiseau, la discussion menaçait de s'éterniser longtemps encore si les rayons X n'avaient fait leur apparition, car on ne voulait pas, bien entendu, sacrifier le précieux débris pour en déterminer la nature; les rayons X qui, tout en restant de nature problématique, peuvent résoudre de nombreux problèmes et trouver une quantité d'X, ont projeté sur une plaque sensible l'ombre d'un crâne d'oiseau, résolvant ainsi la question d'une façon indiscutable.

Mais c'est surtout dans les sciences médicales que les rayons X ont rencontré de nombreuses et utiles applications, non seulement comme étude anatomique et pour l'établissement de diagnostics, mais encore comme traitement thérapeutique par leur action directe sur l'organisme.

En effet, les rayons X traversant avec la facilité que l'on sait le corps humain, il était tout naturel de rechercher s'ils ne produisaient pas une action quelconque sur l'organisme et si cette action pouvait être utilisée en médecine.

L'action des nouvelles radiations sur l'organisme humain semble être très puissante, si l'on en juge par le dire de certains opérateurs; c'est ainsi qu'un correspondant du journal anglais *Nature*, ayant répété journellement pendant la durée d'une Exposition à Londres les principales expériences sur les rayons X, prétend en avoir ressenti de grands inconvénients, assez semblables à ceux résultant d'une insolation et qui avaient entraîné la chute, par trois fois renouvelée, de l'épiderme de sa main droite, une fois celui de la main gauche, ainsi que la perte de quatre ongles de la main droite et de deux de la gauche.

Beaucoup d'autres personnes ont remarqué, d'ailleurs, l'inflammation de la peau produite par les rayons X, ainsi que la chute des poils qu'ils provoquent; il est donc certain qu'une action est produite sur l'organisme, mais cela ne veut pas dire que cette action soit utilisable et produise pour tous les cas des effets efficaces; il ne faudrait pas tomber dans les mêmes excès qui ont marqué les débuts de l'électrothérapie et employer les nouvelles radiations pour traiter, à tort et à travers, toutes les maladies; il y a là matière à de sérieuses et nombreuses études, qui, seules, pourront démontrer l'efficacité du nouveau traitement et indiquer les cas où son emploi sera utile; ces recherches ne sont qu'à leur début, aussi nous contenterons-nous d'indiquer les résultats déjà obtenus par quelques médecins.

MM. Lortet et Genoud proposent l'usage des rayons X pour modifier le développement aigu de la tuberculose par leur action sur les produits tuberculeux; ils expérimentèrent avec succès sur des cobayes; sur huit de ces animaux inoculés, trois furent journellement soumis à l'action des rayons X et, au bout de six semaines, ils offraient des différences considérables par rapport aux cinq autres cobayes non traités; ces derniers présentaient des plaies ulcéreuses aux points d'inoculation, les ganglions étaient empâtés, l'état général mauvais et accentué par une perte de poids; au contraire, les trois cobayes soumis à l'action des radiations émises par l'ampoule radiographique ne présentaient pas de plaies, les ganglions étaient bien circonscrits, l'état général excellent mis en évidence par une augmentation de poids; ces trois animaux n'ont d'ailleurs pas été sacrifiés.

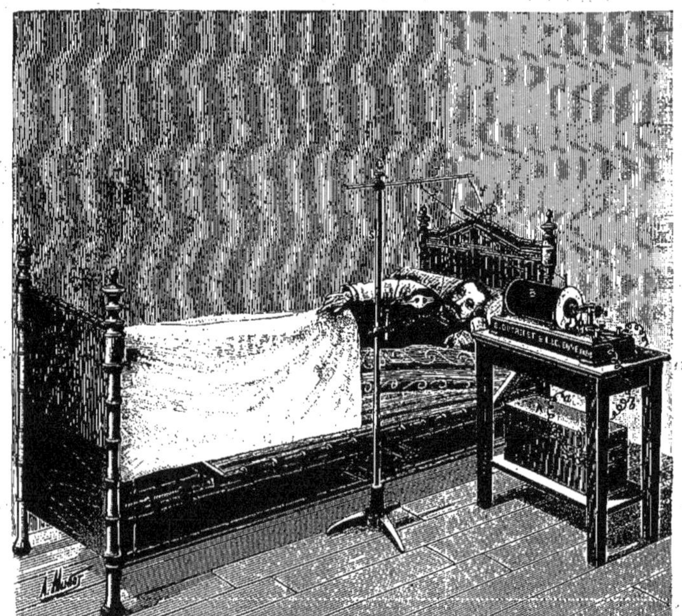

Fig. 144. — Dispositif de MM. Ducretet et Lejeune pour l'action thérapeutique des rayons X.

MM. Rendu, Du Castel et Vilain employèrent le même traitement également avec succès sur un malade atteint de maladie infectieuse; M. Despeignes a également démontré l'action des rayons X sur le cancer de l'estomac.

MM. Courmont et Doyen ont prétendu que les rayons X diminuaient la virulence des toxines sécrétées par le bacille de la diphtérie; mais, par contre, M. F. Berton exposa des cultures de bacilles de la diphtérie à l'influence d'une ampoule radiographique pendant seize, trente-deux et soixante-quatre heures sans obtenir aucun résultat appréciable, les cobayes injectés avec les bouillons de culture exposés étant morts aussi rapidement que ceux injectés avec des cultures témoins n'ayant pas subi l'action des rayons; de même, M. Sormani expérimenta sur seize variétés différentes de microbes sans obtenir de résultat.

Quoi qu'il en soit, notre figure 144 représente le dispositif de MM. Ducretet et Lejeune pour l'application thérapeutique des rayons X; en A se trouve la batterie de piles ou d'accumulateurs alimentant par les conducteurs *a*, *b* le circuit primaire de la bobine d'induction B; le circuit secondaire est relié au tube focus F supporté par la pince T à l'aide de deux fils f, f' enroulés sur la tige isolante T', fixée par la vis C sur le support S. Cette disposition évite le contact accidentel entre les deux fils ou les chocs désagréables et quelquefois dangereux qui résulteraient du toucher de fils volants traversés par un courant à haute tension par le malade ou l'opérateur. Le tube focus est placé à environ vingt centimètres de la peau du sujet à l'endroit indiqué par le médecin; il est inutile d'enlever les vêtements, qui n'opposent qu'un obstacle négligeable au passage des rayons X; mais il faut éviter l'interposition d'objets métalliques ou de substances quelconques se laissant difficilement traverser par les nouvelles radiations. Un petit fluoroscope explorateur spécial permet de se rendre compte, dans l'obscurité, du point où viennent frapper les rayons X, ce qui facilite la mise en place de l'ampoule; sauf ce cas spécial et momentané, l'application des rayons X peut naturellement se faire en plein jour; le nouveau fluoroscope explorateur, décrit plus haut (page 41), permet même de faire la mise en place en pleine lumière. Pour étouffer le bruit désagréable du trembleur, MM. Ducretet et Lejeune proposent de placer la bobine dans une boîte spéciale, capitonnée, servant également à son transport et possédant un couvercle mobile permettant d'agir facilement sur le bouton de réglage du trembleur et sur le commutateur-inverseur; quatre ouvertures garnies de tubes de verre servent au passage des conducteurs des circuits primaire et secondaire.

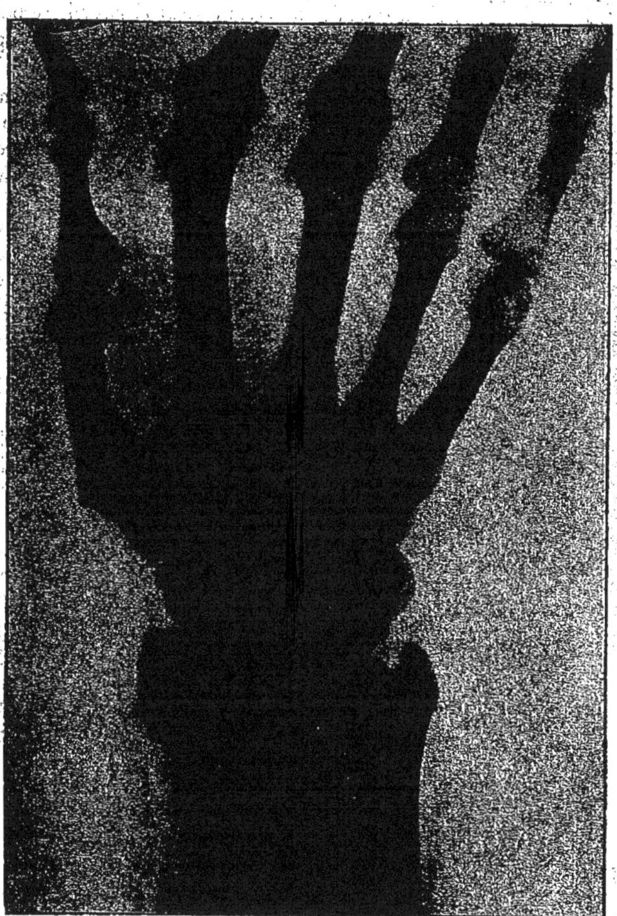

Fig. 145. — Radiographie d'un poignet indiquant une ancienne fracture du radius, obtenue par le Dr Henri Van Heurck.

Mais où l'utilité des rayons X ne peut être discutée, c'est dans leur emploi aux études anatomiques ou à l'établissement de certains diagnostics.

Dès la première heure, MM. Lannelongue, Barthélemy et Oudin ont montré le grand parti que l'on pouvait tirer de l'emploi des rayons X pour l'établissement ou la confirmation de certains diagnostics médicaux, principalement ceux se rapportant aux maladies des os; M. Lannelongue a pu tirer d'intéressantes conclusions d'une épreuve radiographique d'un fémur atteint d'ostéomyélite.

MM. Remy et Contremoulins ont pu obtenir, en opérant sur des cadavres injectés avec une dissolution de cire dans l'alcool contenant en suspension des poudres métalliques impalpables, des épreuves radiographiques montrant la disposition du système artériel jusqu'à ses plus fines divisions; on comprend facilement l'importance de ce résultat au point de vue des études anatomiques.

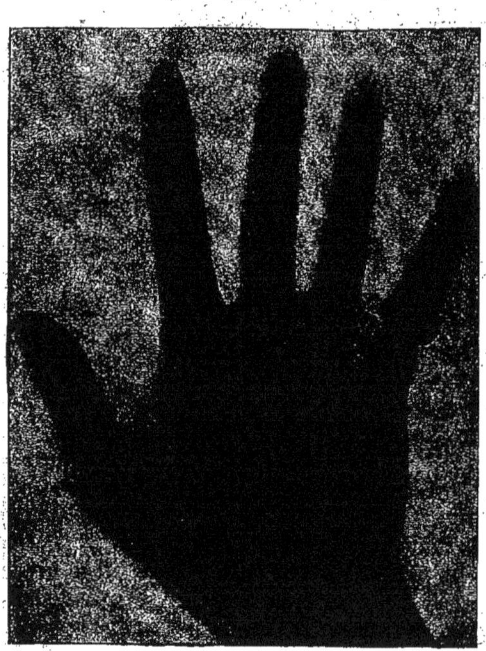

Fig. 146. — Radiographie d'une main contenant une balle de revolver, obtenue par M. A. Londe.

MM. A. Imbert et H. Bertin-Sans ont employé la radiographie à l'étude de la physiologie des mouvements articulaires des différentes parties du corps humain et particulièrement du poignet.

Dans le cas de fracture des os ou de l'introduction dans les chairs de corps étrangers, les ombres radiographiques peuvent naturellement donner de précieuses indications.

La figure 145 reproduit, par exemple, une épreuve radiographique obtenue par le Dr Henri Van Heurck avec les appareils de M. Radiguet dans les conditions déjà indiquées plus haut et qui montre les traces d'une ancienne fracture du radius; la radiographie a été faite trois mois environ après la fracture, qui a été admirablement réduite.

La radiographie reproduite par notre figure 146 et obtenue par M. A. Londe tout au début des applications radiographiques est très intéressante; on savait qu'une balle de revolver était contenue dans la main, mais la palpation la plus attentive ne pouvait en indiquer la place, tandis que la radiographie montre parfaitement deux fragments opaques de chaque côté du troisième métacarpien, ce qui semblerait indiquer que la balle s'est partagée en deux parties ou, ce qui est plus probable, qu'une lésion a déterminé une exostose.

MM. Aragon et Vaillant ont pu obtenir deux belles radiographies d'un enfant ayant avalé une pièce de cinq centimes: on y voit parfaitement l'ombre de la pièce arrêtée par l'œsophage, d'où M. Péan put facilement l'extraire, grâce à cette précieuse indication.

Pour faciliter les observations médicales à l'aide des rayons X, M. G. Seguy imagina la table d'opération représentée par notre figure 147; cette table supportée par deux tréteaux à hauteur variable est constituée par un cadre de 75 centimètres de largeur sur 210 centimètres de longueur présentant à l'intérieur une glissière recevant une série de planchettes pouvant coulisser dans toute la longueur et être remplacées par des châssis photographiques que l'on dispose pour la radiographie à l'endroit voulu; l'ampoule est supportée par une potence pouvant se développer dans tous les sens et se fixant dans une série de trous pratiqués sur le pourtour du cadre. Pour les observations directes par le fluoroscope, la potence et l'ampoule qu'elle supporte peuvent être reportées au-dessous de la table comme l'indique notre figure de manière à permettre à l'observateur de se placer commodément; à l'aide du fluoroscope représenté sur la gravure, et simplement constitué par un écran situé dans le fond d'un soufflet analogue à une chambre noire photographique ordinaire, les observations peuvent s'effectuer en plein jour.

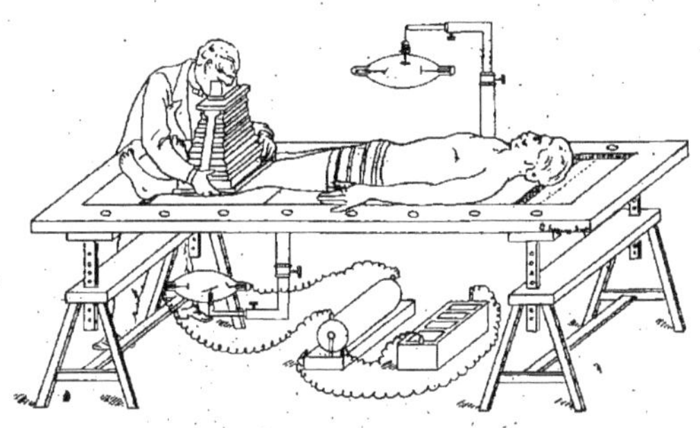

Fig. 147. — Table d'opérations radiographiques et fluoroscopiques de M. G. Seguy.

Pour permettre aux médecins de pratiquer à domicile les opérations radiographiques ou fluoroscopiques, M. G. Seguy a également imaginé un appareil portatif renfermant sous un volume et un poids relativement faibles le matériel complet de radiographie et de fluoroscopie; la source d'électricité, constituée par des accumulateurs, et la bobine d'induction sont renfermées dans une boîte à plusieurs compartiments; le devant peut se rabattre et forme glissière sur laquelle peut se mouvoir le pied articulé supportant l'ampoule et permettant de l'incliner dans tous les sens et de l'élever jusqu'à 60 centimètres de hauteur; il suffit de tirer un seul bouton pour fermer le circuit primaire du transformateur, actionner l'interrupteur et mettre en un mot l'appareil en fonction; par contre, en repoussant le bouton, l'appareil s'arrête.

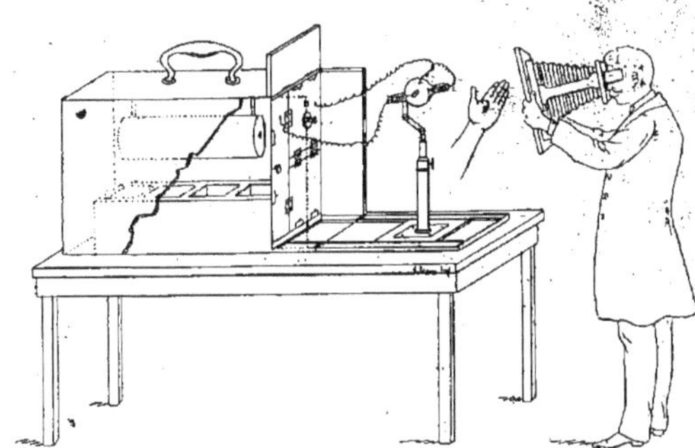

Fig. 148. — Appareil portatif complet pour la radiographie et la fluoroscopie de M. G. Seguy.

On voit par là combien l'usage des rayons X en médecine devient facile et commode et l'on peut dès maintenant être assuré que le temps n'est pas loin où aucune opération chirurgicale d'une certaine importance ne se fera sans l'emploi de la radiographie ou de la fluoroscopie.

Il ne faudrait pourtant pas croire que l'application des rayons X soit uniquement possible pour les diagnostics chirurgicaux des affections osseuses et la détermination de la place des corps étrangers introduits dans les chairs; il est, au contraire, une foule de cas dans lesquels les rayons X peuvent ou pourront donner de précieuses indications pour l'établissement de diagnostics purement médicaux.

Fig. 140. — Radiographie d'une tête obtenue par M. Richard-Ch. Heller.

M. Bouchard a pu ainsi obtenir des renseignements précieux à l'aide de la fluoroscopie dans un cas d'épanchement pleurétique; on apercevait sur l'écran luminiscent une tache obscure du côté du poumon malade, tache révélant une opacité occasionnée par un épanchement de liquide; en continuant journellement les opérations, M. Bouchard vit cette tache s'éclaircir peu à peu, au fur et à mesure que la résorption progressait; il vit pourtant qu'une zone obscure persistait chez un malade possédant une infiltration tuberculeuse non soupçonnée; chez un autre, pour lequel l'examen micrographique des crachats n'avait donné aucune indication, il vit au bout de quelques jours une opacité se produire, puis ensuite tous les symptômes de la tuberculose. M. Bouchard a, de plus, vérifié la concordance qui existe dans l'exploration des maladies du thorax entre les données que fournit la percussion et celles que donne la radioscopie, l'ombre portée sur l'écran fluorescent marquant en teintes sombres les régions où l'on constate la matité; plusieurs fois la radioscopie lui a révélé ce que les autres moyens de l'exploration physique avaient laissé inaperçu, ce que même ils ne révélaient pas après un nouvel examen; pour l'abdomen, il n'a pu jusqu'ici obtenir aucun résultat, mais attribue cela à une puissance de rayonnement insuffisante, traversant difficilement la masse des organes beaucoup plus résistants de cette région. Il y a donc dans l'emploi de la radiographie ou de la fluoroscopie un nouveau moyen pratique de diagnostic.

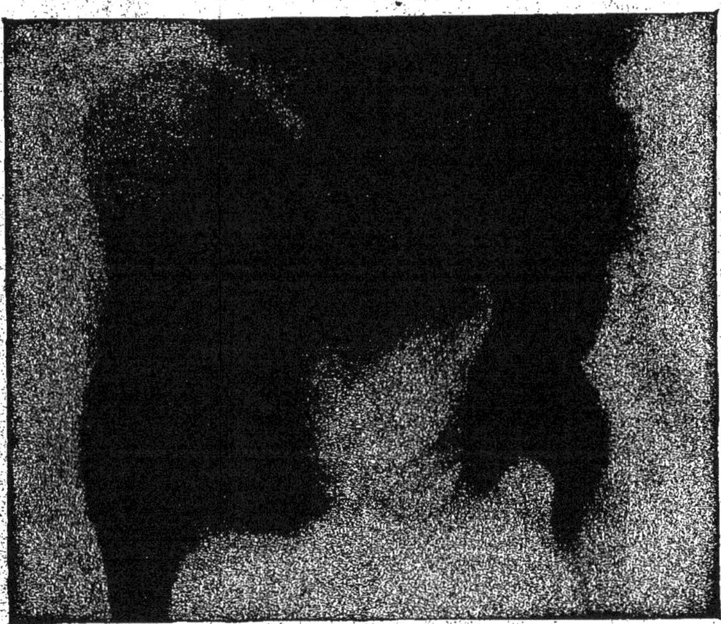

Fig. 150. — Radiographie d'un bassin obtenue par M. Richard-Ch. Heller.

On jugera, d'ailleurs, des résultats que l'on peut dès maintenant obtenir et des applications que l'on peut et pourra en tirer par les magnifiques radiographies reproduites par nos figures 149, 150 et 151, et obtenues par M. Richard-Ch. Heller, ingénieur électricien et directeur du laboratoire de la Société l'Optique. Ces radiographies, qui figurent certainement parmi les plus réussies que nous ayons vues jusqu'ici, ont été effectuées sur un jeune homme de seize ans à l'aide d'une ampoule spéciale genre focus et d'une bobine munie de l'interrupteur de M. Heller décrit plus haut et donnant 20 centimètres d'étincelle.

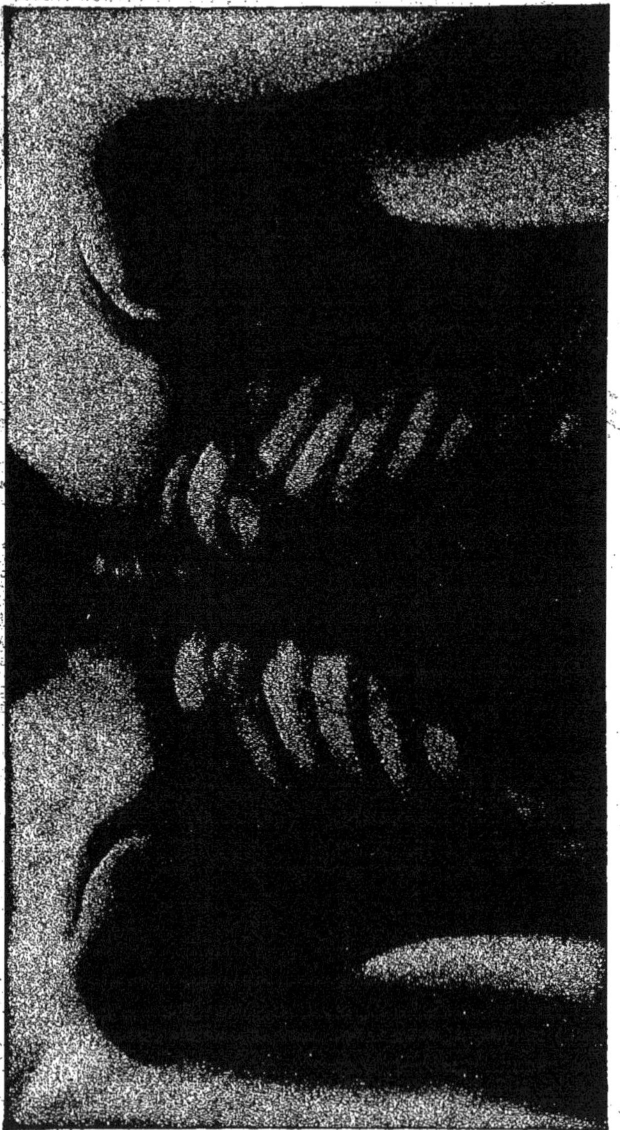
Fig. 151. — Radiographie d'un thorax obtenue par M. Richard-Ch. Heller.

La première (fig. 149), représentant une tête, a nécessité une pose de 45 minutes; les deux autres, radiographie du bassin (fig. 150) et radiographie du thorax (fig. 151), n'ont demandé que 30 minutes de pose; dans la dernière surtout, les chairs de grande épaisseur ont été parfaitement traversées et la colonne vertébrale, les côtes, les os des bras et des épaules sont reproduits avec une netteté remarquable.

Déjà la fluoroscopie permet l'étude du mouvement des articulations du squelette osseux avec une grande facilité, et, lorsqu'il sera possible de prendre des radiographies instantanées avec une rapidité suffisante, on pourra obtenir la décomposition de ces mouvements, comme cela a été fait par la chronophotographie pour l'étude des mouvements du corps; que de services cela ne pourra-t-il pas rendre à la physiologie et combien sera curieuse la recomposition des mouvements du squelette osseux de l'homme et des animaux dans un appareil chronophotographique!

Mais quel chemin déjà parcouru depuis un an à peine dans cette importante question des rayons X et de la radiographie! Au début, il fallait des poses longues de plusieurs heures pour obtenir une mauvaise radiographie, tandis qu'aujourd'hui il suffit de quelques secondes, même quelques fractions de seconde, pour produire un superbe cliché d'un corps relativement épais et opaque; on peut ainsi, avec une bonne ampoule et un courant suffisant, obtenir l'ombre des os de la main en une ou deux secondes au maximum. Nous sommes évidemment encore loin des millièmes de seconde suffisants à l'impression d'une plaque sensible en photographie, mais combien sont différentes les conditions d'opération : en photographie, l'objectif concentre sur la plaque les rayons lumineux émis par les objets à reproduire; en radiographie, au contraire, le rayonnement qui provoque l'impression de la plaque sensible doit traverser d'abord dans toute son épaisseur l'objet dont on veut obtenir les ombres des détails intérieurs; en photographie, pour des plaques de même sensibilité et un même objectif, la rapidité de la pose dépend uniquement de la nature extérieure et de l'éclairage de l'objet; en radiographie, cette rapidité dépend, non seulement de la puissance du rayonnement, mais encore de la nature intérieure et de l'épaisseur de l'objet; aussi les temps de pose sont extrêmement variables en radiographie et, si l'on peut obtenir en un temps extrêmement court, une seule interruption de la bobine, une épreuve représentant le contour d'un objet métallique placé directement sur une plaque sensible à une très courte distance de l'ampoule, il faut encore de longues minutes pour radiographier le thorax ou le bassin humains.

Il est néanmoins surprenant de voir la si grande rapidité de développement de la radiographie. La photographie a mis de bien longues années à arriver à un degré de perfection suffisant pour devenir pratique; la radiographie, au contraire, est à peine vieille d'une année et a déjà reçu une quantité innombrable d'applications.

Ceci montre bien, et nous ne pouvons nous empêcher de le faire remarquer chaque fois que l'occasion s'en présente et quoique cette vérité soit suffisamment visible pour tous, combien les découvertes mûrissent actuellement plus vite, grâce à l'amas considérable de documents accumulés à grand'peine par nos prédécesseurs et qui constituent la plus précieuse richesse dont dispose l'humanité actuelle, richesse qu'elle pourrait, il est vrai, employer bien plus utilement et surtout bien plus justement.

Et cette science, ce pouvoir d'investigation colossal, ces moyens d'action formidables dont disposent les hommes continuent à se développer chaque jour avec une rapidité plus grande, car chaque découverte en amène d'autres qui, elles-mêmes, en engendrent de nouvelles, formant ainsi une progression géométrique sans cesse croissante.

TABLE DES MATIÈRES

Arcis-sur-Aube. — Typ. Frémont

AVIS

Cet ouvrage constitue la première partie de " L'Année 1896 " de " La Revue Scientifique et Industrielle de l'Année ", par J.-L. Breton, qui paraîtra au mois d'avril 1897 et comprendra un gros volume, du format de cet ouvrage, d'environ 1,200 pages, illustré d'au moins 1,500 gravures et du prix de 15 francs.

Le but de cette publication est de donner un exposé complet des découvertes scientifiques et des nouveautés industrielles qui auront vu le jour durant le courant de l'année écoulée.

Cet ouvrage de vulgarisation pratique s'adressant à tous ceux qui, à un titre quelconque, s'occupent des progrès scientifiques, constituera les véritables annales du si important mouvement scientifique et industriel qui caractérise notre époque et qui, de près ou de loin, touche et intéresse tout le monde.

On trouvera au dos de cet ouvrage le sommaire rapidement et approximativement résumé de l'année 1896 de " La Revue Scientifique et Industrielle de l'Année ", sommaire qui s'augmentera pendant le courant de l'impression de nombreuses adjonctions.

SOMMAIRE APPROXIMATIF DE L'ANNÉE 1896
de " La Revue Scientifique et Industrielle de l'Année "

Par J.-L. BRETON

www.ingramcontent.com/pod-product-compliance
Ingram Content Group UK Ltd.
Pitfield, Milton Keynes, MK11 3LW, UK
UKHW012237240726
13966UKWH00003B/1130

9 782011 946171